脑机接口
从科幻到现实

[美] 郭 亮 ◎ 著

人民邮电出版社

北京

图书在版编目（CIP）数据

脑机接口：从科幻到现实 ／（美）郭亮著. -- 北京：
人民邮电出版社，2024. -- ISBN 978-7-115-64371-1

Ⅰ．R338.2；R318.04

中国国家版本馆 CIP 数据核字第 2024T6U242 号

内 容 提 要

　　这是一本深入探讨脑机接口技术发展的科普书。本书从历史进程、科学原理、最新发展和未来预测等方面，详细介绍了脑机接口技术——一种利用思维直接控制物体的技术。书中围绕侵入式脑机接口技术的发展，讲述了这种技术从早期实验到商业化的演变过程。本书主体内容共分为五个部分，涵盖了前期的科技发展背景、脑机接口的早期探索、脑机接口技术的快速发展和功能升级、近年来脑机接口初创公司的兴起和商业化挑战，以及未来该领域的发展方向和面临的社会伦理考量。作者作为该领域的资深科学家，提供了独特的行业视角，揭示了技术背后的故事和挑战。

　　本书面向广泛的读者群体，特别适合对脑机接口技术感兴趣的学生、科研人员和技术从业者阅读。本书旨在通过浅显易懂的语言和丰富的实例，让读者全面了解这一技术，帮助读者更好地了解和评估脑机接口技术的实际应用和发展潜力。

　◆　著　　　　［美］郭 亮

　　　责任编辑　佘 洁

　　　责任印制　王 郁　焦志炜

　◆　人民邮电出版社出版发行　　北京市丰台区成寿寺路 11 号

　　　邮编　100164　　电子邮件　315@ptpress.com.cn

　　　网址　https://www.ptpress.com.cn

　　　涿州市般润文化传播有限公司印刷

　◆　开本：880×1230　1/32

　　　印张：8　　　　　　　　　2024 年 7 月第 1 版

　　　字数：165 千字　　　　　　2025 年 2 月河北第 3 次印刷

　　　著作权合同登记号　图字：01-2024-1740 号

定价：49.80 元

读者服务热线：(010)81055410　印装质量热线：(010)81055316
反盗版热线：(010)81055315

"知难行易" —— 孙文

在"脑机接口"概念提出 50 周年之际，谨以此书致敬在脑机接口领域砥砺前行、开创未来的科技工作者！

作者简介

郭亮，工学博士，美国硅谷神经科技公司 Twibetu, Inc. 创始人兼 CEO，在中美著名大学和美国硅谷知名科技公司学习、研究和工作多年，是神经接口技术领域的世界知名科学家、新兴领域 Cybertissue Neuroprosthetics 的开创者，以及世界范围内最早从事柔性可拉伸电子和柔性可拉伸神经电极研究的华人科学家，曾在加州硅谷的亚马逊 126 实验室任职。

郭博士于 2004 年在清华大学获得生物医学工程学士学位，于 2011 年在全美生物医学工程专业排名第一的佐治亚理工学院获得该专业博士学位，随后在美国麻省理工学院进行博士后研究，师从著名的四院院士罗伯特·萨缪尔·兰格（Robert S. Langer）教授。他于 2013 年 9 月起任美国俄亥俄州立大学电气与计算机工程系和神经科学系联聘助理教授（tenure-track），并于 2021 年 5 月晋升为副教授。他的主要研究方向是神经接口技术及其在脑机接口系统中的应用，涉及柔性神经微电极、生物材料、神经组织工程、神经接口的生物物理机理以及生物电路和器件的研究。他已在国际著名学术期刊上发表科学论文 30 余篇，其中作为第一作者或通讯作者发表论文 28 篇，还发表国际会议论文 14 篇，相关研究成果已获得 5 项美国或国际专利，并著有两部专业图书，总被引用次数超过 2200 次，H 指数达到 21。

郭博士独立开创了一套神经接口技术的基础理论，完整地揭示了神经电子界面、电记录和电刺激的基本生物物理机制和原理。他撰写的教材 *Principles of Electrical Neural Interfacing: A Quantitative Approach to Cellular Recording and Stimulation* 是这项研究成果和多年教学经验整合后的产物，是神经工程领域的重要教材。他于 2013 年发表在 *Science* 上的研究论文 "Bio-Inspired Polymer Composite Actuator and Generator Driven by Water Gradients" 在世界范围内引起强烈反响，被 20 余家主流媒体报道，包括 *C&EN*、*Boston Globe*、*NBC News* 和 *ScienceDaily*，并被美国麻省理工学院评选为 "MIT's Best Research Paper of 2013"，两次荣登该学校网站首页。他在博士期间开发的高集成度可拉伸神经电极阵列平台技术代表当时世界最先进的柔性神经电极技术，获得美国专利并为 Axion Biosystems 公司赢得 37 万美元的技术转化基金。他目前担任 *Neural Technology*（*Frontiers in Neuroscience* 特刊）副主编，以及 *Advanced Materials*、*Nature Communications*、*Science Advances*、*IEEE Transactions on Biomedical Engineering* 和 *Journal of Neural Engineering* 等 40 余家高水平学术期刊的审稿专家。他是为数不多的同时获得两项美国联邦政府顶级科研大奖的教授：2017 年的美国国防部高级研究计划局（DARPA）新锐教授奖、2018 年的美国国家科学基金会（NSF）杰出青年奖。他还在 2021 年获得了 NIH Director's New Innovator Award（DP2）的最后提名（但因离开学术界而主动放弃）。

序

2023 年岁末，作为在脑机接口领域深耕近 30 年的一线科研人员，我深感荣幸能为郭亮博士的这本大作撰写序言。在这里，我不仅要赞扬这本书的知识价值，还要强调郭博士是脑机接口发展中一些重要历程的参与者，且取得了很高的成就。

"脑机接口"（Brain Computer Interface，BCI）这个专有科学名词创立于 1973 年，至今正好 50 年。50 年前，美国加州大学洛杉矶分校的计算机科学家雅克·维达尔首次描述了脑机接口的科学概念与设想。此后，脑机接口的概念范畴不断延伸，例如与反馈 / 调控相结合的脑机交互（interaction）、与人工智能相结合的脑机智能（intelligence），形成了"BCI-I^3"的演化路径。清华大学的神经工程实验室于 1998 年开始在国内最早研究脑机接口，提出并实现了基于稳态诱发电位的脑机接口范式，在国际脑机接口领域有很高的影响力，并培养了一批优秀学者。

1924 年德国学者汉斯·贝格尔发现了脑电波；1938 年美国神经学家赫伯特·贾斯珀在寄给汉斯·贝格尔的圣诞贺卡中，畅想了从脑电波中解码出语言的可能性，这被认为是对脑机接口的早期科幻描绘。控制论之父维纳也在 20 世纪 40 年代思考了包括脑机接口在内的一些生物控制论问题。中国著名科幻作家王晋康在其科幻处女作《亚当回归》中描写了被植入人脑的芯片成为第二智能，最终第二智能导致人类实际被 AI 所寄生的情节。可以说，王晋康先生是中国最早提出脑机接口科幻思想的人。

　　郭亮是我们神经工程实验室早期的优秀学生，他在脑机接口领域的学术之路始于清华大学，他在这里获得了生物医学工程的学士学位。在清华的岁月中，他展现出了卓越的研究才能和对神经工程学的浓厚兴趣。他继而在美国佐治亚理工学院深造，继续从事神经接口方面的研究，最终获得了博士学位。在美国麻省理工学院的博士后研究中，他的工作受到了世界著名科学家罗伯特·萨缪尔·兰格教授的指导，这一阶段的经历对他的学术生涯产生了深远影响。

　　在俄亥俄州立大学电气与计算机工程系担任副教授期间，郭博士的研究工作主要集中在神经接口技术在脑机接口系统中的应用，特别关注柔性神经微电极、生物材料、神经组织工程等方面的研究。他的科研成果在学术界引起了广泛关注，在实际应用中更是展现出了巨大潜力。郭博士的这些专业知识和经验在本书中得到了充分的展示和解读。

　　在本书中，郭博士不仅回顾了脑机接口技术的发展历史，还对这一技术的未来趋势和应用潜力进行了深刻的探讨。他的书写方式既专业又通俗易懂，使得本书既适合专业人士，也适合对神经科学和脑机接口技术感兴趣的广大普通读者。

　　本书的出版适逢中国在脑机接口领域迅速发展的时期。在国内，关于这一领域的中文原创图书相对稀缺，郭博士的这部作品为国内读者提供了极具价值的学习和研究资源。本书不仅是一份重要的学术参考资料，更是一部优秀的科普作品，为广大读者提供了易于理解的介绍和深入的洞察。

　　作为郭博士在大学时的本科毕业设计指导老师，我深知他在这一领域的专业背景和长期积累。他在美国期间的研究和教学经验给本书提供了独到的见解和深刻的分析。本书不仅展示了郭博士对这一领域的深刻理解，更体现了他对普及科学知识的热情和承诺。这本书的出版恰逢其时，正好满足了当前中国在脑机接口领域对专业知识强烈和迫切的需求。

郭博士在神经接口技术领域的研究成果在学术界和工业界都产生了深远的影响。他的研究不仅促进了学术界对脑机接口技术的理解，也推动了这一技术在医疗、康复和人工智能等领域的应用。他的工作不仅体现了他的优秀专业技能和创新能力，也显示了他对改善人类生活品质的深刻承诺。

本书的出版对于中国乃至全世界的脑机接口研究和应用都具有重要的意义。这本书不仅为读者提供了丰富的知识和洞见，更为这一领域的未来发展提供了宝贵的启示和指引。作为郭博士以前的科研指导老师，我对他的成就感到无比自豪，并诚挚地将本书推荐给所有对神经科学、工程技术及其应用感兴趣的读者。这本书不仅是郭博士对其学术生涯的一次重要总结，更是脑机接口技术发展历程中的一部重要著作。

此外，我还想强调郭博士在学术领域的独特视角和创新精神。他的研究不仅限于传统的神经工程领域，还涉及组织工程、材料科学以及电子工程等多个交叉学科，这种跨学科的研究方法为脑机接口技术的发展开辟了新的视野。对于科学问题的深刻洞察力和解决问题的创新方法，使他在学术界独树一帜。

作为一位教育者和研究者，郭博士不仅致力于推动科技前沿，还致力于培养下一代科学家和工程师。凭借在教学和指导学生方面的热情和才能，他为许多年轻的学者提供了宝贵的指导和帮助。他的教育理念和方法在本书中得到了充分体现。这本书不仅是一部严谨的科学著作，更是富有教育价值的参考资源，能够激发读者对神经工程技术的浓厚兴趣和热情。

总而言之，本书是一部融合学术价值和实用价值的优秀著作。它不仅为读者提供了深入的知识和洞见，还为脑机接口技术的未来发展提供了重要的参考和指引。我深信这本书将成为神经工程、生物医学工程及相关领域的经典之作，为广大读者和研究者提供宝贵的知识和灵感。再次强调，我向所有对神经工程和脑机接口技术感兴趣的读者推荐本书。

高小榕，清华大学长聘教授

2023 年 12 月

前　言

我写作这本科普书的想法由来已久，之前一直断断续续地写作英文版，但写得不是很满意。一个偶然的机会，我在北京参加了一个关于通用人工智能的技术论坛，并做了《脑机接口的发展及商业化技术瓶颈》的演讲，演讲的内容正是我之前一直在写的英文版的浓缩版。在大会上，我接触了很多对人工智能和脑机接口技术充满热情的技术创业者和领导者，交流之际，我遂萌发了写作中文版的想法。很凑巧，会后我在微信上认识了人民邮电出版社的佘洁编辑，交流之下，我写作中文版的想法与她一拍即合，于是就有了这个与国内读者分享的机会。

使用思维或意念直接控制或影响物理物体的运动，在人类历史中一直是一种想象中的超能力。只有在现代科学技术出现后，这种超能力才被以人机共生系统的形式投入实验并初步实现。特别是在过去几十年中，神经科学已经揭示了关于我们的神经系统，包括大脑、脊髓和外周神经肌肉的发育、结构和功能的足够多的细节，信息技术也提供了围绕高性能、便携式数字计算机的电子通信和微电子器件的技术能力，对人机共生系统的尝试开始变得热门。虽然目前绝大多数这类系统仅是为恢复因外伤或疾病所失去的人体固有功能而设计的神经代偿系统，但许多人更关心这种技术是否能够以及如何为普通健康人提供日常生活场景中的增强功能，从而切实影响或改变自己的生活。在当下这一领域的快速发展和被社会高度关注的背景下，这种期望在不久的将来并非不可能实现。这种人机共生系统的概念很好地体现在脑机接口的构想中，即直接将人脑连接到数字计算机上以达到人脑直接与物理世界互动的目的。如今，脑机接口不仅在学术研究领域备受关注，在科技创新领域也持续火热，未来几十年或更短时间内，预计将有功能强大的临床和消费级产品问世。

脑机接口技术的科研和产业化在美国起步，我正是在这个中心圈子中奋斗多年的业内人士。侵入式脑机接口拥有刚性的应用需求，能够提供较好的用户功能和体验，将是一个非常有前景的市场。具有代表性的知名科技公司有 Neuralink、Paradromics 和 Synchron。现阶段的所有技术全部处于科研或临床试验阶段，能够在植入后短期内实现较为满意的功能；在产品方面，目前主要针对重度瘫痪的病人进行临床上的个人定制；技术突破一触即发。这一领域在产业界需要突破临床应用场景的限制，开发面向普通消费者的大众消费品。这一目标也正是 Neuralink 的愿景，规模化量产以降低成本、提高销量、创造利润。最近，Neuralink 获得了美国食品和药品管理局（FDA）的临床试验许可和新一轮 3.23 亿美元的融资，刚刚开始临床试验，初步效果喜人，这将掀起对这一技术的新一轮的社会关注和创业投资浪潮。

脑机接口的科普类图书在美国较多，虽然各有侧重，但真正出自一线资深科研人员的并不多。而有关这方面的原创中文图书更是匮乏，究其原因，一是在脑机接口领域迎来突破性发展之前，国内科研和产业界的从业人员非常有限，具有多年一线科研经验的专家更是寥寥无几；二是国内很多后期入行的科技工作者在行业内的积淀不深，对于以美国为领导者的这个专业领域不甚了解，也就无法深入浅出地讲述好这个行业的来龙去脉。我作为早年就有幸进入美国神经工程领域的为数不多的华人科学家，参与和见证了该领域许多里程碑式的科技发展，并与该领域内的众多知名科学家熟识，了解不少鲜为人知的背后故事。这样的专业经验和独特经历，为我写出这本兼具知识性和趣味性的科普书提供了基础。

这本书在涵盖脑机接口的历史和最新进展的同时，融入了我二十余年作为一线科学家的专业知识和见解，以圈内一线科学家的视角，为读者提供一个完善、详尽的脑机接口技术发展图谱，讲述很多关于科技发展的思考和技术发展背后鲜为人知的圈内故事，及时弥补国内在这一领域的背景知识空缺。本书以历史发展的时间线，将脑机接口技术发展进程中的关键科学和技术问题，用一个个主题组织起来，娓娓道来。读者不仅能够通过科技的发展历程获得对这一领域的全面了解，也能学习到现代科学思想和技术方法是如何一步步把脑机接口这一概念从科幻变成现实的。我觉得后者正是本书的精华所在。此外，读者还将随我一起了解脑机接口的最新进展、目前能实现的功能、该领域所面临的科技瓶颈问题、当前商业化的进展，以及对未来发展的思考。

这既然是一本科普书，那么目标读者群就应当包括对这一领域感兴趣的普通读者，其中以高等院校的学生、已经参加工作的具有理工科背景的技术从业人员、创业者、投资人、科研机构的研究人员以及相关政策制定部门的工作者为代表。在当下脑机接口商业化备受热议的大形势下，我相信这本书将会为大家更多地了解这一领域提供及时的帮助，也相信这本书会拥有广泛的读者群。我将努力使用浅显易懂的语言让普通大学生能够读得懂，在电子、计算机、神经科学方面有一定基础的读者将会更加容易理解本书所阐述的相关技术内容。另外，本书非常适合作为在大学里学习、研究神经工程的学生的课外读物。我真诚地希望这本书不仅能够传达脑机接口技术的专业知识，而且能够吸引更多的有志青年和社会资源进入这一方兴未艾的领域，从而推动这一领域的更大发展。

郭亮

2024 年 3 月于美国硅谷

致　谢

在我的第二本书出版后的 2021 年，我就有了写作本书的想法，但真正开始构思是在 2023 年暑假的时候。构思了几个月后，我写了两个月，修改了一个月。这期间，我除了到处逛逛外，就是在家里待着。所以，我最应该感谢的就是家人，有她们的陪伴，没有孤独；有她们的支持，没有彷徨；有她们的喜怒哀乐，也就有了踏踏实实的生活。我很享受这一段无所事事的日子，可以四处游山玩水，可以大快朵颐，可以敞开地思考人生，可以不受思想束缚地寻找下一个人生机会，还可以把压在心头很久的这本书写出来。

我要感谢人民邮电出版社的佘洁编辑，没有与她的邂逅，便没有这本中文书的面世。她对本书出版计划的热心和积极推动，驱除了我内心长久的犹豫和拖延。在我有很多选择的时候，具体选择做哪件事，却成了最难的事。在来自佘编辑的外力的积极配合下，我顺利地踏上了这本书的写作历程，然后一鼓作气就把它给写出来了。

我还要特别感谢我的本科科研指导老师，国内脑机接口研究的先驱、清华大学生物医学工程学院的高小榕教授。在过去的 20 年里，他的睿智和乐观的科研态度一直激励着我在神经接口领域孜孜钻研。这次有机会请他为本书作序，我也是倍感荣幸。

人生这半路走来，有很多偶然的因素，这些偶然串联起来，便造就了现如今的状态。我还清晰地记得，当我第一次约见我后来的博士论文导师 Stephen P. DeWeerth 教授时，当年本来不打算招生的他当即决定招收我进入他的课题组的情景。他的这一当即决定，直接改变了我的科研生涯方向，使我意外地获得了在当时新兴的神经工程方向继续深造的机会，才有了我在这本书里向大家分享的内容。在这里，我谨向 DeWeerth 教授表示衷心的感谢。

我也要感谢我在麻省理工学院的博士后导师 Robert S. Langer 教授和 Daniel G. Anderson 教授，他们为我后来的学术生涯提供了一个有力的起跳板。当年我们一大波中国博士后在号称"美国最大的个人实验室"的 Langer 组里，吃着比萨、做着研究的一个个场景，如今依然历历在目。这段时间是我在学校里最无忧无虑、最快乐的时光，不但玩得欢乐，还很快在《科学》杂志上发表了论文。2023 年 10 月，恰逢 Langer 教授访问清华大学，我很高兴能够在我的母校与他再次相逢。Langer 教授开创性的学以致用的学术生涯，一直深刻地影响着我们每一位弟子，大家都力图效仿他的科研风格和策略，不但把科研做好，还纷纷成立公司，把科研成果转化成对社会直接有用的技术产品。

我还要感谢俄亥俄州立大学多年来选修我的"神经工程"课程的学生们，他们提供的积极反馈，帮助我积累了宝贵的教学和"受众"经验。在这门课的多年教学中，我还积累了许多在本书中用到的思想和背景知识。虽然本书的实际写作时间只有两个月，但这得益于我多年的科研和教学的积累。

我还要感谢本书的出版社和编辑团队。在整个出版过程中，他们的专业知识和细心指导，对确保这本书的质量和广泛传播有着不可估量的贡献。特别是我的策划编辑佘洁女士，她的耐心和专业性，使这个复杂的项目得以顺利完成。

最后，我要感谢所有对神经工程学和脑机接口技术感兴趣的读者，是你们的好奇心和追求知识的渴望，激发了我写作的热情。我希望这本书能够满足你们的期望，并为你们提供有价值的洞察和知识。

再次感谢所有支持我和本书的朋友们。没有你们的帮助，本书不可能成为现实。我衷心希望这本书能够为神经工程学和脑机接口技术的发展做出贡献，并为所有读者带来启发和知识。

资源获取

本书提供如下资源：

● 本书思维导图；

● 异步社区 7 天 VIP 会员。

要获得以上资源，扫描右侧二维码，根据指引领取。

提交错误信息

作者和编辑尽最大努力来确保书中内容的准确性，但难免会存在疏漏。欢迎您将发现的问题反馈给我们，帮助我们提升图书的质量。

当您发现错误时，请登录异步社区（https://www.epubit.com/），按书名搜索，进入本书页面，单击"发表勘误"，输入错误信息，单击"提交勘误"按钮即可（见下图）。本书的作者和编辑会对您提交的错误进行审核，确认并接受后，您将获赠异步社区的 100 积分。积分可用于在异步社区兑换优惠券、样书或奖品。

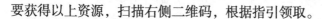

与我们联系

我们的联系邮箱是 contact@epubit.com.cn。

如果您对本书有任何疑问或建议，请您发邮件给我们，并请在邮件标题中注明本书书名，以便我们更高效地做出反馈。

如果您有兴趣出版图书、录制教学视频，或者参与图书翻译、技术审校等工作，可以发邮件给我们。

如果您所在的学校、培训机构或企业，想批量购买本书或异步社区出版的其他图书，也可以发邮件给我们。

如果您在网上发现有针对异步社区出品图书的各种形式的盗版行为，包括对图书全部或部分内容的非授权传播，请您将怀疑有侵权行为的链接发邮件给我们。您的这一举动是对作者权益的保护，也是我们持续为您提供有价值的内容的动力之源。

关于异步社区和异步图书

"**异步社区**"（www.epubit.com）是由人民邮电出版社创办的 IT 专业图书社区，于 2015 年 8 月上线运营，致力于优质内容的出版和分享，为读者提供高品质的学习内容，为作译者提供专业的出版服务，实现作者与读者在线交流互动，以及传统出版与数字出版的融合发展。

"**异步图书**"是异步社区策划出版的精品 IT 图书的品牌，依托于人民邮电出版社在计算机图书领域 40 余年的发展与积淀。异步图书面向 IT 行业以及各行业使用 IT 技术的用户。

目　录

第五部分：未来会怎样

第 **19** 章　　**未来几十年需要攻克的
脑机接口技术障碍**　　201

第 **20** 章　　**脑机接口的社会伦理问题**　　205

第 **1** 章

导 论

在探究最前沿的科技时，我们常常从古老的神话和现代的科幻中汲取灵感。本章将带你初步了解脑机接口这一将古代神话中隔空移物的超能力转化为现代科技实现的技术。从古代传说到现代实现的转变，不仅展现了科技的飞跃，也映射了人类对超能力渴望的历史轨迹。我们将探讨这一技术的起源、发展，以及它是如何通过将传统文化与现代科学相结合开辟出一条技术创新的道路的。同时，我们也会分析脑机接口在现实世界中的应用，及其面临的技术挑战和未来发展的可能性。这一章将让大家对脑机接口技术形成一个初步的总体认识，为后续章节的学习打下基础。

1.1 隔空移物

在我们源远流长的神话传说中，隔空移物的法术总是各种神鬼故事中不可或缺的内容。在现今生活中，我们常在科幻电影里看到这样的超能力。我在小时候就经常幻想自己拥有这样的超能力；然而，青少年时期的我却从来没有思考过它是不是能够在现实生活中实现以及可以以何种形式实现。其实，这种想象中的超能力正是脑机接口技术所要实现的典型功能，只不过这种物理实现是真真切切、有科技依据的。当我有幸在大学接触到脑机接口实验的展示时，就被它的神奇力量深深地吸引。在随后的20多年里，我一直奔赴在科研一线，致力于研制出更好的神经接口。

虽然我们幻想这样的超能力由来已久，但在古代至近代的历史上，没有人能够在物理世界中实现这样的超能力。随着现代科学技术的发展，直至 20 世纪后半叶，脑机接口的概念和技术实现才由以美国为主的西方科学家提出并验证。理论上讲，如果我们头脑里的意识可以被外界的仪器检测出来，这种检测到的信号就可以用来控制外部物体，使其移动。现在我们看到的脑机接口的表现形式只是西方思维方式下的产物，也许隔空移物的物理实现还有其他形式。但无论如何，一种科技概念和实现的出现，一定有孕育它的特定土壤；现代脑机接口概念萌芽的土壤就是近代的基础科学（包括电生理学、电化学、物理学和神经科学等）与现代的电子通信和计算机技术。从这种意义上来看，脑机接口的诞生是顺理成章的事，这种技术本身就是第三次工业革命的产物。

但我在这里要传达一个思路，我们要善于溯源，从源头问题来重新审视之后衍生出的技术形式。这里的源头问题即如何实现隔空移物的能力。运用我们自己的知识和技术来重新构建解决此问题的物理实现形式，我们或将创造出另一种形式的脑机接口技术。历经百余年，我们已经掌握了现代科学的基本知识与技术，并在此基础上形成了自己的深刻理解与独特见解。那么，我们在隔空移物上是否也可以有令世界为之赞叹的创新呢？

1.2 什么是脑机接口

如上所述，脑机接口就是为了实现隔空移物的能力，人们在电子通信和计算机技术诞生的背景下想出的一种物理实现形式。当时，新兴的个人计算机、通信、信号处理、家用电器设备等技术及神经科学的发展，很容易让身处其中的一些科技工作者想出这样一个整合系统。所以，在这种物理实现形式里，我们能够看到很深的时代技术背景的印记，比如计算机、电器和脑电波。试想，如果时代的技术平台不一样，那么我们对于隔空移物的构想是否会是另一种形式呢？答案是肯定的。一个例子就是，如在电影《阿凡达》中展现的，地球人的意识可以被导入另外一种生物人的身体，并在另外一个世界里生活。作为一种良好的科学习惯，我们应该保持这样的开放式头脑。

脑机接口的英文有两种说法：一是 Brain-Machine Interface（BMI），二是 Brain-Computer Interface（BCI）。由于计算机（computer）是我们迄今为止发明的伟大机器（machine）的代表，而脑机互联都是将脑与计算机相连来实现通信中继的，因此 BCI 这个词现在用得比较多。那么，这个名称为什么要加一个拗口的"接口"呢？其实，通常意义上的"脑机接口"指的是一个整体系统，并非仅指那个物理的"神经接口"。之所以是这样一个专有名词，一是因为这一概念的提出者最早是这样提的，业界习惯了；二是因为当时概念的提出者可能认为在整个系统中，脑与机器之间的物理通信接口是最关键的技术部分，所以着重强调。在本书中，我们不妨把这一物理通信接口本身称作"神经接口"，以与系统层面的脑机接口区别开来。诚然，神经接口确实是整个脑机接口系统中的瓶颈技术，这不仅在50年前"脑机接口"概念提出的时候是这样，现今依然如此。这个方向也正是我从事20余年研究的专业方向。神经接口的技术瓶颈问题体现在两个方面：一是物理稳定性，二是通信带宽。

自从将神经微电极植入动物和人体内以来，机体对电极的免疫排斥反应以及最终导致电极失效的现象，一直是困扰侵入式脑机接口研发和应用的最大难题。虽然在电极设计、材料和制作方面进行了各种改进，但这一难题仅仅得到了些微改善，迄今为止仍然没有成功的解决方案。我们将在第11章中对此问题进行专门阐述。

针对某一意识或行为，大脑的相关指令信号常常分布在多个区域，这就要求从多个区域采集神经电信号。然而，在多个脑区植入电极存在空间障碍等技术问题。另外，每个神经微电极仅能采集几个神经元的电信号，而大脑皮层内某一特定神经回路中神经元的密度高且分布广，这就需要多电极通道和高电极排列密度。然而，这样的要求面临非常艰难的技术挑战：第一，高密度的电极阵列将在空间上排斥脑组织，植入时和植入后都会对脑组织和功能造成更大的机械损伤；第二，高密度、多通道的电极阵列需要很高的数据传输速率和相应的实时分析运算，但对这种植入式的微型电子器件而言，其体积尺寸、算力和功耗都受到很大的限制；第三，高集成度、高算力的芯片功耗高、发热量大，会对周围组织造成热损伤，因而无法被这类植入式应用所接受。

所以，神经接口通信带宽的制约是一个由综合因素决定的问题。目前仍处于实验阶段的高密度神经电极阵列最多也只达到几千个通道，比如美国 Neuralink 公司的 The Link 系统和 Paradromics 公司的 Connexus 直接数据接口（Direct Data Interface），然而，这相较于高通量神经接口的理论需求，仍然还差一个数量级。

其实，脑机接口是人类对一种更高级的工具使用方式的美好设想。当我们可以不通过低效的运动输出（如用手写字、打字或语言）和感觉输入作为中继与周围的物理世界打交道时，我们的交互或生产效率将会显著提高，从而使人类迈入一个新的工具时代。脑机接口技术有可能是继智能手机之后的下一代人机交互方式，所以，目前得到了极高的社会关注。随着信息技术和神经科学在过去一个世纪内的突破和发展，当今的科技平台为快速推进和最终实现这一技术的商业化落地，提供了前所未有的历史性机遇。

1.3 脑机接口的物理形式

"脑机接口"这一概念诞生在电子、通信和数字计算机的技术时代背景下，它的实现形式自然体现了这个技术时代的特征。如图 1-1 所示，人脑、传感器接口（即神经电极）、大脑电信号、计算机及受控的外部电子设备（如机械手臂）作为核心组件，构成了一个包括生物和非生物部分的综合系统。其中，人脑是提供意图输出的信号源；神经电极负责采集大脑意图活动所产生的微弱生理电信号，并将其传入计算机；在计算机中运行着信号处理和神经解码的算法，用以提取信号中承载的人脑意图信息；计算机

神经解码的结果用来控制外部电子设备，比如电灯的开关、拨打
电话，甚至机械手臂的运动等。尽管随着技术的不断进步，脑机
接口系统中的人工组件也在不断更新，但以上基本构成仍然保持
一致。

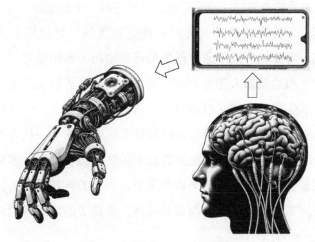

图 1-1　脑机接口的物理实现形式

　　这里有一个问题，如果脑机接口系统中的以上核心组件发生
了质的改变或者被替换，那么这样的新系统还是脑机接口吗？新
的系统也许不能再被称作"脑机接口"，但它仍然能够实现脑机
接口想要实现的隔空移物的功能，即脑机接口即便被这一新概念
系统给取代了，但这两种概念将殊途同归。这里要强调的是，在
科技工作中，我们要时不时地回归初衷和原始问题、重新审视我
们的思路和技术方案，也许我们现行的思路和方案不是唯一能够
解决问题的，也许还有更巧妙、更高效的方案。在科技上保持
怀疑和开放的心态，将帮助我们避免思维定式，并有机会另辟
蹊径。

1.4 脑机接口的应用场景

在讨论脑机接口的应用场景时，我们需要先将其分为非侵入式和侵入式两种实现系统，再进行讨论。这两种实现形式的不同之处在于，是将神经电极简单地贴在头皮表面，还是通过外科手术植入脑内。基于在神经信息获取量上的差异，非侵入式系统所能实现的功能远低于侵入式系统。

非侵入式脑机接口是以头皮脑电为信号构建的。归因于其相对方便的电极佩戴方式，这种形式主导了脑机接口的早期发展，随后也出现了很多商业化的尝试，所针对的应用场景主要为消费级的电子游戏控制、注意力调节、睡眠监测和反馈等，另外也有给瘫痪或残疾病人定制的控制计算机或轮椅的系统。

相比而言，侵入式脑机接口技术的发展则是近 20 年的事情，这种形式需要将微型神经电极通过外科手术植入大脑皮层内部或表面，采集到的神经信号所蕴含的信息量更大，从而能够实现更复杂的控制功能，并且在响应速度和精度上有很大的优势。基于目前技术所能实现的功能无法为健康人提供丰富、流畅的用户体验，却需要他们承受高风险、高成本和高难度的神经外科手术，这就使得这样的系统在目前的技术条件下，只能考虑为高位截瘫病人提供运动或交流功能的辅助。

所以，尽管目前脑机接口技术所能实现的功能乍看起来非常神奇，但细究之下会发现，尚没有我们普通人在日常工作和生活中使用的功能场景。脑机接口技术在产业界的最终突破，将有赖于它能够为普通大众提供消费级的技术产品。也许有一天，侵入式脑机接口将成为每个人在幼年时就会植入并终生使用的一种新型人机交互工具。

1.5　本书结构

本书将分为五部分来组织。

第一部分：启蒙时期（1790~1980 年），包括第 2~5 章，将带大家一起了解前期在电生理学、信息处理和数字计算机方面的铺垫性发展，这一时期的科技进步为"脑机接口"概念的最终提出，提供了充分的思想和技术基础。

第二部分：探索时期（1980~2000 年），包括第 6~8 章，将着眼于非侵入式脑机接口和早期的侵入式脑机接口，讲述早期一系列关于基本科学原理的探索和技术准备。

第三部分：快速发展期（2000 年~现今），包括第 9~16 章，是本书的核心部分，将着重讲述侵入式脑机接口技术的迅速迭代、优化并逐步升级功能的一系列科研实验，并向大家介绍当前该领域的科技前沿。

第四部分：创业爆发期（2016 年~现今），包括第 17、18 章，将分析脑机接口技术商业化所面临的科技瓶颈，并介绍近年来涌现出来的代表性脑机接口初创公司。

第五部分：未来会怎样（现今~2050 年），包括第 19、20 章，将对该领域未来的发展进行分析、预测和展望，并讨论相关社会伦理和法规的考量。

第一部分：启蒙时期

（1790 ～ 1980 年）

真正的智慧不只是知识的积累，而是愈加敏锐地发问。

——苏格拉底

早期电生理学的发展和现代数字计算机的诞生为脑机接口概念的产生提供了必要的科技基础。

标志性事件：

- 19世纪40年代，德国生理学家Emil du Bois-Reymond发现了生物电信号。

- 1875年，英国生理学家Richard Caton首次在实验动物的大脑上检测到脑部电信号。

- 1924年，Nyquist-Shannon采样定理被提出。

- 1924年，德国精神科医生Hans Berger首次在人的头皮上检测到脑电信号，并将其命名为"脑电图"（electroencephalogram, EEG）。

- 1947年，贝尔实验室的Walter Brattain和John Bardeen发明了点接触式的双极晶体三极管；半年后，他们的顶头上司William Shockley发明了改进的双极结型三极管。1954年，第一个硅基三极管由贝尔实验室的Morris Tanenbaum开发。1956年，贝尔实验室开放其关于晶体三极管的一系列重要专利。

- 1956年，达特茅斯会议举行，标志着人工智能领域的诞生。

- 1958年，德州仪器的Jack Kilby首次成功地制造了第一块集成电路。

- 1965年，美国作曲家Alvin Lucier设计了世界上第一个脑机接口系统——Music for Solo Performer，利用脑电来"演奏"乐器。

- 1971年，英特尔发明微处理器，随后在商业公司如IBM、惠普、苹果和微软等的共同努力下，个人计算机逐渐走入千家万户。

- 1973年，加州大学洛杉矶分校的Jacques J. Vidal教授正式提出"脑机接口"概念。

第 **2** 章

生物电信号的发现

　　脑机接口所依赖的信号是大脑活动产生的生物电信号，所以我们的故事得从生物电讲起。在生物体上发现电流，几乎与我们在非生命的物理世界里认识电流和电压是同步的。如果对电流、电压概念没有清楚的认识，没有测量电流、电压的仪器的发明，那么对生物体上电现象的观测和解释就无从谈起。现在的知识体系告诉我们，生物电和其他非生物电在本质上都是电荷移动产生的效应，但在科学的发展历史中，这曾是一个长期令人困惑的话题，主要是因为金属中的移动电荷是电子，而生物组织中的移动电荷是离子。最后当我们笼统地用"电荷移动"的概念来定义电流时，才把这两种电流统一了起来。为了更好地讲解生物电的发现过程，让我们先回顾一下电场、电势、电压和电流的基本概念。

2.1　电场、电势、电压和电流的概念

　　从高中物理学的知识里，我们知道：

- **电场**是存在于电荷周围能传递电荷与电荷之间相互作用的物理场；
- 电场中某一点的**电势**是将一个单位电荷从人为设定为零电势的参考点逆势移动到该点所需要做的功，单位为 V；
- **电压**是电场中两点间的电势差；
- **电流**是电荷在电场或导体中的定向移动，它的方向定义为正电荷移动的方向。电流的大小称为电流强度（常简称为电流），是指单位时间内通过导线某一截面的电荷量。

在电生理学中，我们经常提到电流和电压。而我们常说的脑电信号其实是一个电压信号，是两个神经电极所在的两个位置在头皮之间的电势差。导体内两点间有电势差就会有电流流动，所以，可以想象头皮内的微电流在头皮曲面内时刻形成一个流动的复杂图形。将一组电极放置在头皮表面，就可以检测到不同位置相对于同一个参考点（零电势点）的电势差或电压信号。

温习了这些基本概念，下面就让我们一起回顾一下发现生物电的曲折过程。为什么说这个过程很曲折呢？其实，任何新科学概念的产生和突破都有着类似的拨云见日、柳暗花明的过程，所以是有一定规律可循的。这里我们可以回忆一下中学时期第一次接触电场和电势概念时的感受，当时是不是觉得很难理解呢？这还只是我们被灌输一个已知正确的新概念时的艰难认知反应。在科学现象的发现、解释和概念创造的过程中，面临的困惑要比第一次学习一个新概念难几个数量级，形成相对正确的新认知常常需要修正，甚至否定原有的旧观念，比如"日心说"的提出，这也正是科学创新在认知层面的难点所在。

2.2　经典的阳台蛙腿实验并没有发现生物电

在很多图书中，经常错误地把意大利医生 Luigi Galvani 1791
年在自家阳台上所做的青蛙腿电刺激实验，当作发现生物电的实
验。然而，肌肉在受到外界电刺激时收缩是外界电流输入对生物
组织产生的影响，而非肌肉组织产生的电信号被外界仪器所检测
到，两者在概念上是截然相反的。在发现生物电的历史过程中，
早期的科学家们备受困惑，并为此争吵不休。

在 18 世纪 90 年代，Luigi Galvani 与其他科学家一样，研究用
Leyden 罐来刺激肌肉进行收缩。Leyden 罐是早期一种利用电容原
理存储电荷的装置。Galvani 在 1791 年发表了一篇经典论文，描
述了著名的"阳台实验"（如图 2-1 所示）。他将一只新去皮的青蛙
后腿标本用铜制的钩子钩住，并置于铁制的桌子上。这个实验的

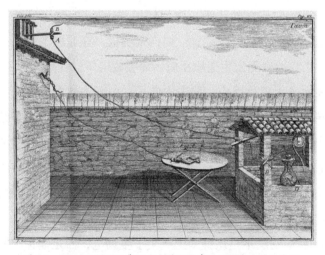

图 2-1　Galvani 描述他在阳台上进行的青蛙后腿实验的示意图。
图中 D 为 Leyden 罐。图片来源于参考资料 [3]

原先目标是观察 Leyden 罐里释放出来的电流对神经和肌肉的影响。然而，他却意外地观察到当风吹动铜钩接触到铁制桌面时，青蛙的肌肉会突然抽搐，就像青蛙仍然活着一样。由于缺乏足够的知识来解释这一意外发现，Galvani 错误地认为自己发现了生物组织内在的产生电的能力，即当时所谓的"动物电"。

然而，另一位意大利物理和化学家 Alessandro Volta 对 Galvani 的观点表示质疑。Volta 在 1800 年发明了伏打电池，这种装置通过将锌片和铜片多层交叠，并在每层之间通过湿润的纸板隔开，能够产生连续的电流。因此，Volta 被公认为是电化学的奠基人，电压的国际标准单位正是以他的名字命名的。由于在自身的工作中对原电池现象的认识要多于当时的大多数人，Volta 觉得 Galvani 的实验观测的是类似原电池原理的现象。Volta 注意到 Galvani 的蛙腿实验设置与他的电池堆的设置类似：一边是铜制的钩子，另一边是铁制桌面，中间是湿润的去皮的青蛙腿。

按照我们现在的认识，我们知道 Galvani 的蛙腿实验设置其实就是一个原电池反应设置：铜钩是阴极，在原电池的氧化还原反应中，它的表面发生还原反应，即吸收电子；铁桌充当了阳极，它的表面发生氧化反应，即失去电子；中间去皮的湿润青蛙腿提供了导电的离子溶液；这三者形成了一个两电极的电化学池。在风的作用下当铜钩接触铁制桌面时，相当于一个开关把这两个电极在电化学池之外进行了导电连接，所以形成了一个完整闭合的原电池电路回路，从而电流在铁和铜之间产生并经过蛙腿肌肉，这些肌肉组织在这个电流的刺激下随即发生了收缩。所以，当时，Galvani 观察到的不是从蛙腿上产生了生物电，而是铜钩和铁制桌面与湿润的蛙腿同时接触时，铜和铁之间产生的原电池反应电流对蛙腿肌肉的刺激效果。Galvani 对实验结果的认识是一种误解。真正的生物电信号的发现还要等到 50 年后。当然，当时也还没有把原电池反应的原理和它的逆反应电镀的原理联系起来，形成像今天这样透彻、全面的电化学认识。这一对逆向反应在很长时间内，给科学家们造成了很大的困惑和误解。

为了应对 Volta 的辩驳，随后在 1794 年，Galvani 又对自己的蛙腿实验进行了改进。Volta 的主要论据是电流来自两种不同金属之间产生的电化学反应。这次，Galvani 在实验设置中特意去除了金属部件，改为用一根新切分的青蛙坐骨神经来接触蛙腿肌肉，同样观察到了肌肉抽搐。他这次观察到的肌肉抽搐，确实是由切断的坐骨神经里流出的离子电流引起的，这种由于神经新受损伤而造成的体液夹带离子流出产生的电流，现在被称为"组织损伤电流"，我们在随后的一个世纪里才对它有了全面的认识。从一定意义上讲，Galvani 的这次实验确实有生物电，但这种组织损伤电流并不是我们通常所说的神经和肌肉用来传导信号的生物电。Galvani 并不知道这些，也不能对新的实验结果给出合理的解释。在当时的认知水平下，这个同时涉及肌肉和神经的实验反而让大家更糊涂了。

2.3 真正生物电信号的发现

在我们的科技发展历史中，科学和技术的发展总是相互促进的，一项伟大的科学发现的取得或科学问题的回答，往往离不开新型仪器设备或方法的使用，所以在诺贝尔自然科学奖的获奖历史中，既有对自然界新奇现象的发现或原理的揭示，也有划时代的新型科研工具的发明，比如用于细胞膜上单个离子通道电记录的膜片钳、核磁共振成像、冷冻电镜等。生物电信号的发现亦是如此。既然是一种信号，那就需要特定的仪器和方法来获取此信号。在早先的研究中，Galvani 并没有尝试用电流计来记录青蛙肌肉在收缩时的信号。

时间走到 50 年后的 19 世纪 40 年代，德国生理学家 Emil du Bois-Reymond 借助自己改进设计的电流计和神经电极，成功地从青蛙、鱼的组织以及人体上检测到了肌肉 / 神经活动产生的微弱电流，标志着生物电真正以信号的形式被呈现和记录下来。Bois-Reymond 同时揭示了肌肉收缩和神经兴奋时伴随的快速电活动，即"动作电位"，之所以这样命名，最初可能是因为这种电压信号是伴随"动作"产生的。由于 Bois-Reymond 是在组织尺度上检测到信号的，这样的信号是"复合动作电位"，即在肌肉收缩时由大量的肌肉细胞或神经里的神经纤维，在一个短暂时间内产生的大量非完全同步的动作电位的时空叠加结果，故有"复合"之意。这种复合动作电位看起来是杂乱无章的脉冲刺的拼接，如图 2-2 所示。

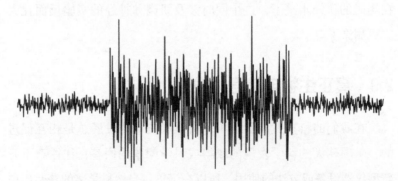

图 2-2　复合动作电位示意图。该图的中间部分显示的是当肌肉收缩时，在肌肉上检测到的肌电信号，这种肌电信号以复合动作电位的形式呈现。它的两侧代表没有信号时记录的背景噪声。整个记录时长为 1 s

值得注意的是，Bois-Reymond 在实验中不仅使用了电流计，还使用了神经电极。正是神经电极采集到了生物组织里的微弱离子电流，并将其转化成电子电流，在导线和电流计回路里流通。所以从严格意义上讲，Bois-Reymond 的电流计记录到的电流信号只是一个与复合动作电位（这是一个电压信号）成正比的信号；根据欧姆定律，这个记录到的电流乘以电极阻抗，才是动作电位本身。因为电极是用来检测电压（即两点间的电势差）的，所以神经电极通常是成对使用，称作双极电极。那么，将两个电极放置在生物组织上的不同成对位置上，记录到的信号也就不同。在后面一个多世纪的持续摸索中，科学家们才逐渐开发出了可以用于表面多点同时采样的多电极生物电图谱技术，EEG 图谱就是典型的代表。

在 Bois-Reymond 的实验中，"动物电"能够被观测到有两个重要因素：

1）他改进和使用的电流计和神经电极避免了在实验设置中发生原电池反应，并且他的仪器具有足够的灵敏度，能够将生物组织里的微弱电流检测出来；

2）神经或肌肉组织试样使用自然的方法激活，避免了使用外部电刺激所引起的容易让人误解的干扰信号。

自此，神经肌肉的活动就和动作电位这一生物电信号紧密联系起来了。然而，再过一个世纪左右，人们才真正弄清楚到底是神经或肌肉活动产生了电信号，还是电信号引起了神经或肌肉活动。

2.4　神经和肌肉活动与电信号的关系

我们现在知道，在正常的生理活动中，运动的指令来自脑和脊髓。信号在神经元之间是由一种称作神经递质的生化分子进行传递的。而在神经元里，信号则是沿神经元的轴突（如图 2-3 所示），以轴突细胞膜内外的离子移动产生的离子电流形式进行长距离传导的。用于肢体肌肉控制的运动神经元的细胞体生活在脊髓里，但它们的轴突从脊柱里面伸出来，直至钻进肢体的肌肉里，在成年人体内，有些运动神经元的轴突的长度可以超过一米。运动控制信号在运动神经元的长轴突里的传导，是通过跨膜离子电流进行的。这种离子电流以滚动再生的方式前进，所到之处便会激活当下轴突的细胞膜，并在膜内外形成一个峰值和波形都保持一致的瞬时电压变化，即动作电位（如图 2-3 所示）。这个动作电位又对前进中的横向离子电流进行补给，以弥补它在上一段路程上的损耗。如此往复，直至信号从细胞体通过整个轴突传至轴突末梢。从宏观层面来看，就好像动作电位这个电压信号沿着轴突向前移动，所以我们将这一现象称为动作电位在轴突上的传导。

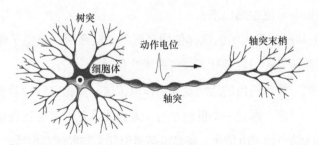

图 2-3　神经元结构示意图

运动神经元的轴突末梢和肌肉细胞的连接处称为"神经 - 肌肉节"。当动作电位到达运动神经元的轴突末梢时，那里的细胞微结构在动作电位的作用下，会释放一种叫作乙酰胆碱的神经递质。

释放的乙酰胆碱分子会迅速被神经 - 肌肉节另一端的肌肉细胞膜上的接收器捕获。这种接收器是一种递质驱动的蛋白质离子通道，当乙酰胆碱分子被其捕获后，接收器的蛋白质结构随即发生变化，从关闭状态转为开启状态，进而允许神经 - 肌肉节间隙内的钙离子流进肌肉细胞内，使得肌肉细胞也产生动作电位。在肌肉细胞内，动作电位使得存储大量钙离子的肌质网将所存储的钙离子释放到肌肉细胞内，正是这些钙离子引发了肌肉细胞的收缩机制。这种由肌肉细胞的动作电位，通过中继的钙离子，最终引起肌肉细胞收缩的机制，被称为"兴奋 - 收缩耦合"。

所以，在神经（即由成百上千根轴突和辅助结构形成的线状组织）中，电信号是用来远距离传导信息的，可以说神经活动本身就是电信号的活动；而在肌肉中，是电信号引起了肌肉活动。

第 **3** 章

脑电信号的发现及脑电图

最早的生物电记录来自外周的神经肌肉组织。在 19 世纪下半叶，随着解剖学和现代医学的进步，医生对动物和人体各个器官的构造和功能有了更清楚的认识，对于脑而非心脏是人和动物意识的物理载体也更加确信。所以，当在外周组织发现生物电以后，很自然地就会去探索脑或头上是否也会有类似的生物电信号。

3.1 脑电信号的发现

第一次有记载的脑部电信号是 1875 年由英国生理学家 Richard Caton 在实验动物的大脑上检测到的。Caton 的研究发表在 *British Medical Journal* 上，他在暴露的兔子和猴子的大脑半球上观测到了电现象。虽然他使用的仪器很粗糙，方法也不完善，但第一次观测到大脑自发的电活动，仍然具有标志性意义。

继 Caton 之后，波兰生理学家 Adolf Beck 在 1890 年发表了自己的研究结果，他把电极直接放到了暴露的兔子和狗的大脑表面，然后用光进行视觉输入刺激，他记录到的电信号呈现出节律性震荡的特征，脑电信号因此获得了"脑电波"的称号。而第一张动物脑电信号图是由乌克兰生理学家 Vladimir Vladimirovich Pravdich-Neminsky 在 1912 年发表的。紧接着在 1914 年，Napoleon Cybulski 和 Jelenska-Macieszyna 用照片的形式第一次展示了实验诱发癫痫时的脑电记录。

　　第一位开创人体脑电记录的是德国的一位精神科医生 Hans Berger。1924 年，Berger 首次在人的头皮上检测到了脑电信号，如图 3-1 所示。Berger 的第一个记录设备非常粗糙，最初他将银丝插入病人的头皮下，后来这些银丝被银箔取代，通过橡皮绷带固定在病人的头上。Berger 将这些"电极"连接到一台 Lippmann 毛细电流计上，但结果令他失望。然而，后期他使用了更复杂的测量设备，如西门子双线圈记录电流计，可以显示小至一万分之一伏特的电压，最终他成功地观测并记录到了第一个人体头皮脑电信号。Berger 将这种信号命名为"脑电图"（electroencephalogram，EEG），这就是 EEG 这一名词的由来。之前的脑电都是在暴露的动物大脑上获取的，与 Berger 记录到的 EEG 是有区别的，后来我们将从大脑表面直接记录到的脑电信号称作 electrocorticogram（ECoG），以示区别。Berger 的无创方法和发现具有很大的临床应用前景。

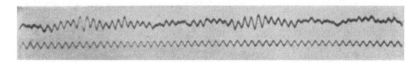

图 3-1　Hans Berger 最早记录到的人的头皮脑电信号。顶部的波形是从一名小男孩的头上记录到的 EEG，底部的波形是 10 Hz 的参考频率。
图片来源于参考资料 [5]

　　Berger 能够获取脑电图离不开他发明的新型仪器，这台仪器被称为脑电图仪（electroencephalograph）。这项技术被誉为临床神经病学史上最具划时代意义的发明。现在我们使用的 EEG 这个缩写，根据上下文的不同，可以指脑电图（electroencephalogram），也可以指脑电图仪（electroencephalograph），还可以指脑电记录这项技术（即 electroencephalography）。

在头皮脑电图的获取案例中，我们又一次看到了一个新技术或仪器的发明成就了一个新的科学发现，正所谓技术的进步推进科学的进步，这也正是当下很多实验研究人员在研究科学问题的同时都在开发新工具的原因。古语说得好：工欲善其事，必先利其器。这条谚语在科研上也很适用。

那么，为什么之前在暴露的动物大脑上检测到的 ECoG 脑电信号不需要脑电图仪这样的新型专用仪器呢？因为在头皮上的脑电信号幅度只有 10 μV 的量级，而在大脑表面的信号为 1 mV 量级，两者相差 100 倍，所以之前的记录方法和仪器的灵敏度无法检测到头皮上的脑电。在早期的科学发展中，第一个发明新型仪器或方法的人常常也是第一个观测到新现象的人。

Berger 的研究为后续利用 EEG 这种无创的方法来研究人类大脑的活动和功能以及诊断大脑疾病奠定了基础。之后 EEG 技术不断得到改进且临床应用开始快速发展。仅 10 年后，EEG 就开始在临床上用于癫痫的诊断。现代科技的一个重要特征是量化，在 EEG 技术发明之前，科学家和神经病学家一直苦于缺乏一种定量的手段来研究大脑的活动和诊断与大脑相关的神经性疾病，EEG 的出现正好填补了这一技术空白。可以说，EEG 技术开启了一扇新的大门，门外是一片广阔的待开垦的肥沃土地。

在 Berger 发明 EEG 技术之后的几十年里，科技人员不断地改进这项技术，同时这项技术和仪器的商业推广有力地推动了我们对人脑功能和活动的认识。随着脑电波更多的细节被揭示，相关的大脑意识和认知活动状态与 EEG 信号的不同特征对应了起来。在 20 世纪末发展起来的数字计算机和信号处理技术，更是极大地促进了 EEG 技术的进一步发展和应用推广，包括提高信号质量、赋能更精确的检测以及存储和共享数据。

3.2 EEG 信号简介

3.2.1 EEG 的成因

可以想象我们的头皮里时刻流动着微弱的离子电流，如果把头皮这个曲面展平，就会形成一个如图 3-2 所示的电场分布图谱。在这张图谱里，不同位置有着不同的电势，阳离子电流在图谱里从高电势部位流向低电势部位，阴离子的流向正好相反。随着大脑活动的变化，这张电场分布图谱也实时变化，其中的离子电流就演化出各种图案。特定的大脑活动在统计意义上有特定的电场时空分布图

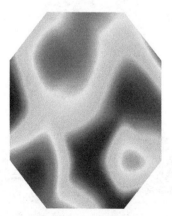

图 3-2　头皮表面瞬时电场分布表征示意图。
暗色代表高电势，亮色代表低电势

谱与之对应，而且这种对应可以在实验中被稳定复现，这就为以 EEG 为依据进行因果分析，来确定与特定行为和认知对应的脑活动提供了基础。

EEG 的信号源被认为是来自接近大脑表面的椎体细胞的电活动，包括动作电位和低于动作电位阈值的电活动，这些电信号经过多层头部组织，最终传到头皮表面。在这个传导过程中，丰富的、包含神经元层面动作电位的高频信息被丢失，因为之间的脑膜、颅骨和头皮等组织起到了一个高频滤波的作用，所以 EEG 信号的频率在 30 Hz 以下；同时，电信号的幅度也衰减了 1000 倍，从 10 mV 量级衰减到 10 μV 量级。

3.2.2　EEG 的记录

如图 3-3 所示，当我们把多个神经电极放置在头皮表面上，并将一个参考电极放置在耳垂或前额上，这时我们可以记录到任意

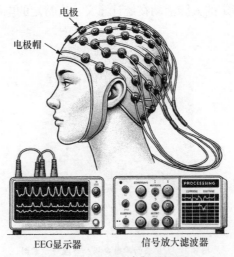

图 3-3　进行 EEG 采集时的设置

一个电极与这个参考电极之间的电势差，即 EEG 这一电压信号。通常多路电极同时使用，比如 32~256 个通道，可以获得多通道的 EEG 信号，进而能够对整个头皮表面在每一时刻的电势分布进行分析。由于头皮 EEG 的幅度在 10 μV 量级，这是一个非常微弱的信号，所以要使用高倍放大器将信号幅度提升到 1 V 量级，然后再进行数字采样。在增强信号幅度的同时，还要进行频率滤波，将来自面部肌肉、眼部以及工频 50 Hz 的高幅值干扰噪声去除。

3.2.3　EEG 的信号特征

与大脑皮层电活动的分辨率相比，EEG 的时间分辨率接近神经元级别动作电位的时间分辨率，即毫秒量级，但它的空间分辨率很差，在 1 cm 尺度。所以，不是 EEG 电极无法做小，而是没有必要做小。例如，多个 1 mm 直径、排列在 1 cm^2 面积内的电极，将检测到同样的信号，所以在这个 1 cm^2 的面积内，用一个 5 mm 左右直径的电极就够了。那么，为什么要用一个直径为 5 mm 的电极，而非一个直径为 1 mm 的电极呢？因为我们需要减小电极的阻抗，大电极的阻抗低，得到的 EEG 信号质量好。可以看到，在每个 EEG 电极所覆盖的头皮面积下，有大量的相关神经元存在，所以每个 EEG 电极记录到的信号是这些神经元电活动在空间上的平均和加合。

EEG 信号的有效频率在 1 Hz 到 30 Hz 之间，幅度从几微伏到 100 微伏。EEG 信号通常根据它的频段分为 δ（0.5~4 Hz）、θ（4~7 Hz）、α（8~13 Hz）和 β（13~30 Hz）节律，另外，在感觉运动皮层记录到的 8~12 Hz 频带称作 μ 节律，30 Hz 以上的频带称作 γ 节律。这些子频带是通过不同的带宽滤波器从同一 EEG 信号中提取出来的，如图 3-4 所示。

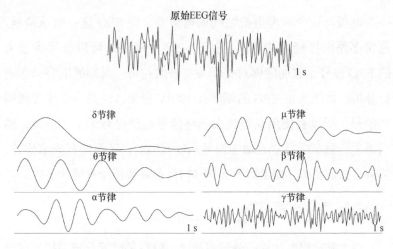

图 3-4　EEG 信号样例和从其中分离出来的各个节律。
原始信号来源于参考资料 [7]

当健康的人脑处于不同的意识和认知状态时，在同一位置获取的 EEG 信号会呈现出不同的节律。α 波形或节律常在一个人处于放松和清醒的状态下呈现，并且在顶叶和枕叶部位最为明显。β 节律在存在高强度的脑活动时在额叶最为明显。当一个处于放松状态的人由闭眼转为睁眼时，EEG 中的 α 节律会突然下降，而 β 节律会突然上升。δ 和 θ 节律主要出现于睡眠状态中。当人脑出现神经性疾病时，以上的状态 - 节律配置会出现紊乱。

所以，根据采集到的 EEG 信号里所含的节律信息，可以进行头部神经性疾病的诊断。这方面最重要的应用当数癫痫的检测和诊断了。另外，EEG 还常被用来检测和诊断睡眠紊乱、麻醉程度、休克、窒息等状况，甚至用来进行测谎。

3.2.4　脑机接口所用的 EEG

在脑机接口设计中，常用一种叫作"诱发电位"的衍生的

EEG 信号。这种方法给受试者呈现一个特定的外部输入的感觉刺激，这个刺激可以是视觉的、触觉的或听觉的，然后就会稳定地记录到一个特定的 EEG 图谱响应。另一个常用的衍生的 EEG 信号是"事件相关电位"，它是人脑在处理较为复杂的输入刺激时产生的特定 EEG 图谱响应。这种一一对应的关系可以用来在收到不同感觉提示时产生不同的脑电控制信号。我们将在第 6 章中对此进行详细介绍。

第 **4** 章

技术时代的大背景

脑机接口的概念是在 20 世纪 70 年代正式提出的，这一概念中糅合了 EEG、信号处理、计算机等元素。这一概念的提出，与提出者所处的时代背景以及他所接触的新科技元素密不可分。可以说，在那时候产生的脑机接口概念，是科学技术发展到那个阶段的一个必然的产物。那么，在本章中我们先重温一下那个时代的技术大背景。

在前两章里我们了解了电生理学的诞生和发展，这一时期的进展主要发生在欧洲国家。在"二战"以后，美国迅速崛起，成为一个超级大国，并在科技进步方面远超世界其他国家。这其中最重要的进展包括信息论和人工智能的提出、三极管和集成电路芯片的发明、数字计算机的发明和个人计算机的产生。

4.1　信息处理技术的发展

在早期欧洲电生理学的发展过程中，科学家们并没有明确的电信号的概念。后来，随着数学方法被逐渐引入物理的电学中，关于电流和电压才有了比较系统的知识体系。这一时期电学和数学方面的发展仍然发生在 19 世纪以前的欧洲。对于电流和电压的传递、变换，科学家抽象出了以数学模型为基础的信号的概念，并开发出了一套电信号分析的知识体系。这其中要以拉普拉斯（Laplace）和傅里叶（Fourier）变换为代表。这两种变换都是数学领域发展起来的函数空间分析方法。当把电流和电压随时间变化的信号视为一个时间函数时，拉普拉斯和傅里叶变换就可以直接应用到这种信号上。这两种方法的魔力在于对频域分析概念的引入。我们知道电流和电压信号都是时间的函数，叫作时域信号；通过拉普拉斯或傅里叶变换，就可以得到它们对应的频域信号，即关于频率的函数，这个频域信号蕴含了时域信号所无法展现的直观信息，从而使人们对信号所含的信息有了更本质的了解，并且在频域对信号进行处理也更加直观、有效，一个典型的例子就是频率滤波。有了拉普拉斯和傅里叶变换分析方法，对信号所含频率信息的解读以及相应的滤波器的设计就有据可循了。我们在上一章讲的对 EEG 信号进行的分频段分析，就是基于频域分析和滤波器设计实现的。

时间进入 20 世纪，世界科技的中心逐渐转移到了美国。信号处理领域的另一个重要概念突破就是 1924 年提出的 Nyquist-Shannon 采样定理。这个重要定理为将电流和电压这样的模拟物理信号转化成数字信号进而使用强大的数字信号处理技术，提供了理论基础。我们知道，自然界的绝大多数物理信号都是在时间和信号幅度上连续的模拟信号，它们经过时间采样和幅值二进制量化后得到的数字信号并不直接对应于原先的物理信号，而是对原先物理模拟信号的一种编码。既然是编码，那就有一个编码的规则。有关这个规则的信息在采样和量化的过程中都被默认记录下来。把模拟信号数字化是 Claude E. Shannon 运用他在密码学上的思想的一个创举，正是这一跨界运用奠定了数字计算机原理的基础。结合之前的连续信号傅里叶变换，运用采样定理后，人们发现傅里叶变换仍然适用于数字信号，只不过需要加入一些概念上的延伸，于是就有了离散时间傅里叶变换。现在，模拟信号的采样和量化由一种称作"模 - 数转换器"的专用集成电路模块来实现，现在几乎所有传感器（神经电极就是一种专用的传感器）芯片都集成了模 - 数转换器模块，这些传感器是现实世界物理信号进入数字计算机的门户。

在对脑电信号进行数字化以及前期处理以后，需要使用人工智能或者机器学习算法进行分析，目标包括溯源（即分离和确定多个信号源）、模式分类和识别（即将多通道脑电信号构成的模式图案与特定的脑活动在统计意义上对应起来），以及训练出实时的脑电活动识别算法。比如，经典的主分量分析就常常被用来进行神经信号的分类和筛选。1956 年在美国举行的达特茅斯会议，被认为是人工智能诞生的标志性事件。之后，人工智能的发展跌宕起伏，现如今人工智能已成为计算机科学和技术领域的一个重要分支，涵盖了各种应用，包括自动驾驶、医疗诊断、机器人技术、自然语言处理、智能推荐系统等。近期，由于 ChatGPT 的大火，人工智能又一次成为整个社会关注的焦点。

4.2 三极管和集成电路芯片的发明

大家都知道，最早的计算机是模拟计算机，早期由机械部件构成，后来换成真空管。但由于真空管的尺寸大、耗电多且易出故障，当时计算机的集成度受到很大的限制，因而无法实现较为复杂的运算功能。

1947 年，位于美国新泽西州贝尔实验室的两位科学家 Walter Brattain 和 John Bardeen 发明了点接触式的双极晶体三极管。半年后，他们的顶头上司 William Shockley 发明了改进的双极结型三极管。晶体三极管的发明被认为是现代电子工业和信息时代的重要里程碑之一，因为它取代了较大、易损坏和不稳定的真空管，为电子设备的发展提供了更小、更稳定和更高效的替代品。由于这一贡献，Bardeen、Brattain 和 Shockley 一起荣获了 1956 年的诺贝尔物理学奖。

在之后的多年时间里，贝尔实验室的工程师们对晶体三极管的制作材料和工艺进行了重要改进，并实现了量产。1956 年，由于其母公司美国电话电报公司受反垄断法制裁的影响，贝尔实验室被迫开放其技术专利，这其中就包括关于晶体三极管的一系列重要专利。这一举措使得三极管技术得以迅速推广和应用，为其他研究机构和公司在贝尔实验室成果的基础上进行进一步的创新和应用开发，提供了一条捷径。

早期的晶体三极管都是在锗基上制作的，但锗的成本高且性能不是很好。第一个硅基三极管同样是由贝尔实验室的 Morris Tanenbaum 在 1954 年开发的。然而，硅基三极管的首次商业化量产却发生在当时的一个初创小公司——德州仪器公司，其生产工艺的关键贡献者是随后离开贝尔实验室、加入德州仪器的 Gordon Teal。

1958 年，在德州仪器工作的 Jack Kilby 受硅基三极管发展的激励，首次成功地制造了第一块集成电路。他使用了一块小型的硅晶片，将多个电子组件（如晶体管、电阻器和电容器）集成到同一块硅片上，从而创造了集成电路。这一发明极大地减小了电子设备的尺寸，提高了性能，降低了成本，对电子器件技术的发展产生了深远的影响。1969 年，Kilby 因在集成电路领域的贡献被授予了诺贝尔物理学奖。

随着晶体三极管和集成电路的发明，美国出现了新一波的以硅基芯片为主题的"淘金热"。1955 年，当 William Shockley 离开贝尔实验室，来到位于自己老家加州 Palo Alto 的斯坦福大学任教时，他在斯坦福大学附近开办了名为"Shockley 半导体实验室"的公司。虽然 Shockley 的这家公司对现代半导体产业的发展没有什么直接贡献，但从这家公司出走的"八叛逆"在 1957 年创办了仙童半导体公司，之后他们又从仙童离开，开创了硅谷地区半导体产业的新格局，并成为硅谷半导体产业的重要创新者和企业家。这其中就包括创办了英特尔（Intel）公司的 Robert Noyce、Gordon Moore，以及后来与 William Hewlett 一起创立了惠普（Hewlett-Packard）公司的 David Packard。

4.3 数字计算机的发明和 PC 的出现

数字计算机理论的奠基人有三位：一位是英国的 Alan Turing，第二位是美国的 Claude Shannon，另一位是美国的 John von Neumann。Turing 提出了通用图灵机的设想，他认为这种机器可以计算一切通过打印在纸带上的执行命令来计算的问题。Turing 计算机设计的核心概念是预先存储在纸带上的指令，这使得计算机可以被编程。Shannon 关于用二进制数字对信号幅度进行编码的创见，使得在远程通信和多次复杂计算中仍可以保持信号或数据的高精确度。Von Neumann 则提出了以其名字命名的冯·诺依曼通用数字计算机架构。

高性能数字计算机的实现，离不开几乎在同一时期发展起来的三极管和集成电路芯片技术。随着英特尔在 1971 年发明微处理器，在商业公司如 IBM、惠普、苹果和微软等的共同努力下，PC（个人计算机）逐渐走入千家万户。

4.4　《星球大战》电影上映

在社会文化方面，1977 年，George Lucas 执导的第一部星球大战电影《星球大战 4：新希望》（*Star Wars: Episode IV-A New Hope*），由"20 世纪福克斯"（20th Century Fox）公司推出。这部电影在上映后取得了巨大的商业成功，成为现代科幻电影的经典之一。随后，星球大战系列陆续推出了多部续集和衍生作品，深刻地影响了好几代年轻人，使他们主动地去追求科技梦想。在 1980 年上映的星球大战系列的第二部电影《星球大战 5：帝国反击战》（*Star Wars: Episode V-The Empire Strikes Back*）中，绝地武士 Yoda 大师通过意念隔空移物的超能力令人印象深刻。这类科幻电影代表了当时社会对科学技术能够造就的未来生活的强烈兴趣和无限憧憬。

4.5　对于这一时期科技发展的思考

从以上可以看到，现代信息产业所需的理论和技术基础，基本上都是"二战"前后在美国集中爆发的，其中尤其以美国东海岸的贝尔实验室和西海岸的硅谷为领袖。究其原因，一是"二战"的战火不但没有烧到美国本土，反而在"二战"时期美国收获了一大批来自欧洲的顶尖科学家；二是美国当时特别重视科技的文化政策、较为开放的科技环境，加上政府将"二战"后获得的财富大量投入科技研发，这使得在高端人才聚集的同时，相应的科技创新资源也能聚集到位。一大群顶尖的科学家和工程师，成天在一起研习如何开发新科技来改变世界，一个接一个的伟大成果相继诞生，昨天是隔壁办公室，今天是对面办公室，在自己的办公室里不与时俱进、搞个"惊天动地"的发明是根本坐不住的。这样的科技创新氛围，不但使得同一代的科技工作者之间争先恐后地创新，也带出了一批又一批的新人。

类似的科学、技术或艺术中心，在人类历史上经常出现，再如 18 世纪末至 19 世纪初的音乐之都维也纳、19 世纪末至 20 世纪初的物理学中心德国和英国。当一个地方因历史机遇而孕育出伟大的突破时，它就会迅速成为行业内人才向往和资源汇聚的地方，这种正反馈式的扩张和发展，就会造就一个世界级中心。当然，要想创造出那种历史机遇并不是一件简单的事情，在很多情况下也不是一开始就筹划好的，像美国成为信息产业的发源地和世界中心，就得益于它在"二战"中所发的横财和战后的科技政策。

在这样的技术大发展的时代，当各个主要元素都出现以后，将这些元素糅合起来组成脑机接口的概念就成为一种很自然的结果。但在"脑机接口"概念提出的 20 世纪 70 年代，它并没有得到重视，从提出者在提出这一概念后就转去做其他事情的故事中，我们就可以看到这一点。很明显，在那个大时代，很多更有影响力的新奇发明每天都在刺激着每个人的神经：三极管、集成电路、微处理器、个人计算机，以及其他领域的大发现，如 DNA 双螺旋结构、人类首次登月等，皆是此类。相比之下，脑机接口的概念就显得微不足道了，更何况当时人们并不是很清楚该如何实现这样的系统。我们还要等到 20 世纪 90 年代以后，当其他技术的热度降低、社会需要寻找新的科技增长点且脑机接口所需的基础技术获得突破的时候，才迎来脑机接口领域的大发展。

第 **5** 章

脑机接口概念应运而生

一件新事物的产生和发展常常不是一蹴而就的；当时机成熟时，这一新事物的出现又往往具有必然性。脑机接口正是如此，它是 20 世纪六七十年代科技大爆发背景下的一个自然产物，是科技发展到那个阶段的一个必然结果。

5.1　前期工作

当 EEG、信号处理、计算机、家用电器这些元素在 1970 年前后齐集时，脑机接口的构想应运而生。早在 1965 年，美国的一位作曲家 Alvin Lucier 就设计了一个利用脑电信号来"演奏"乐器的脑机接口系统，他将其称为 Music for Solo Performer。尽管当时尚无相应的技术术语，但这是最早的脑机接口系统的样例。这个系统对 EEG 进行模拟信号处理来调控打击乐器，演奏者需要产生 α 节律来进行控制。

α 节律是 EEG 中最容易获得、最明显的频率特征。当人闭眼并处于清醒的放松状态时，在后脑勺对应于视觉皮层的区域就可以采集到 α 节律；但当眼睛睁开时，α 节律就会消失。因此，一个简单的设计就是将闭眼和睁眼的状态与 α 节律的有和无对应起来，进而通过 α 节律的有无来简单地控制一个开关装置。也可以更进一步将 α 节律的强弱通过信号分析的方法提取出来，用于控制一个参数的大小，比如一个电压信号，然后这个电压信号就可以用来控制灯的亮暗、风扇的转速等。感兴趣的朋友不妨在家自制这样一个装置玩一玩。

5.2　脑机接口概念的提出

在科技发展历程中，一个新兴方向诞生的标志，往往是有科学家用科学方法对这个问题进行了系统性的定义和分析，同时这一定义工作需要被记载下来且公开发表。也许这个进行科学定义的人并不是最早涉足这个话题的人，也不是在这个话题上做得最好的人，但大家仍然会将这个人视为这个方向的开创者。这种用科学方法提出或定义问题的思维方式，需要我们科技工作者特别注意学习和培养。

1971 年，美国加州大学圣芭芭拉分校的 Edwin B. Stear 教授的团队在 *IEEE Transactions on Biomedical Engineering* 杂志上发表了题为 "A new approach to prosthetic control: EEG motor signal tracking with an adaptively designed phase-locked loop" 的论文，首次提出了用脑电信号来控制假肢的构想。他们假设运动和断肢后运动想象过程中的运动状态信息会在 EEG 信号中体现，然后尝试用一种锁相环的算法从 EEG 中提取这些信息，他们的研究目的是用这些期望的信息让截肢病人通过运动意图（想象）来更自然、高效地控制假肢。

正式提出"脑机接口"这一概念，并对其进行系统性定义的是美国加州大学洛杉矶分校的 Jacques J. Vidal 教授。1973 年，Vidal 在 *Annual Review of Biophysics and Bioengineering* 杂志上发表了一篇题为 "Toward direct brain-computer communication" 的综述文章，这篇论文探讨了通过脑电信号实现脑与计算机直接通信的可能性。在这篇论文中，Vidal 首次正式提出了"脑机接口"这一革命性的概念和相应的实现架构，并创造了"脑机接口"（Brain-Computer Interface，BCI）这一专用术语。他提出使用脑电图（EEG）信号来直接控制计算机或通过计算机再控制其他外部设备，从而实现通用的脑与计算机之间的直接交互。他的这种前瞻性思想即通过捕捉和分析大脑发出的电信号，让人们以一种新颖的方式与计算机和外部设备互动，这种方法有望在未来成为一种有益且通用的通信和控制手段。

在论文中，Vidal 提到了一项名为"BCI 挑战"的任务，即使用 EEG 信号来控制外部对象或执行任务，这个挑战激发了后续研究的兴趣。他介绍了一种使用关联性负变（CNV）电位来实现脑机接口控制的想法，CNV 是一种预期性脑电位。他讨论了 CNV 电位的概念和潜在应用，为 BCI 技术的发展提供了有益的思路。在论文中，他还提供了一个实验示例，演示了如何使用 EEG 信号来控制计算机屏幕上的光标或图形对象的移动。这个实验标志着脑机接口技术的初步应用，为后续研究和探索打开了大门。

随后在 1977 年，Vidal 在 *Proceedings of the IEEE* 上发表了题为 "Real-time detection of brain events in EEG" 的会议论文。该论文探讨了通过使用计算机和信号处理技术，在 EEG 信号中实时检测和识别与外部视觉刺激相关的脑活动的变化，即视觉诱发电位。

这种实时检测在脑机接口系统中是必需的。同时，该论文也演示了用 EEG 控制类似光标的图形对象，在计算机屏幕上的迷宫中移动的应用场景。这是他在提出"BCI 挑战"后首次应用 BCI 的案例。

在这两篇论文之后，Vidal 教授没有再继续进行 BCI 的研究，也没有再参加 BCI 领域的学术活动。但在 2011 年，他在奥地利格拉茨举行的 Future BNCI 会议上作了一场报告，讲述了他当年的第一个 BCI 项目的故事。

5.3 第一个隔空移物的物理实现

第一篇用 EEG 控制一个物理实体移动的实验论文是在 1988 年发表的。在这篇 IEEE 医学和生物学分会的年会论文里，来自北马其顿 - 圣基里尔麦托迪大学的团队报道了使用 EEG 的 α 波进行微型机器人运动的启动和停止控制的实验。实验对象通过闭眼时产生的 α 波启动机器人沿一条画在地上的直线移动，通过睁眼时终止 α 波来停止机器人的移动。这是人类第一次真正在物理世界中实现"隔空移物"的操作，并且每个人使用这一系统都可以进行这样的操作，即这是一种通用的脑机接口技术。

5.4 对脑机接口诞生的科学思考

从上面的故事中我们看到，当一个时代到来时，拥有某个类似想法的人常常不止一个。Vidal 教授并不是第一个展示用 EEG 来控制外部装置的人，或许他关于脑机接口的想法受到了当时其他人的工作或想法的启发（比如他的前同事 Stear 教授，或者当时的同事 William R. Adey 教授），但他是第一个用现代科学的方法来系统描述这一在当时很前卫的想法，并将之以论文的形式发表出来的人。尽管他的论文只是发表在一个普通的学术期刊上，他后来也并没有继续从事脑机接口的研究，但大家仍然一致公认他是脑机接口的开创者。尽管"脑机接口"这一叫法很拗口，但大家一直沿用这一术语，一方面是表示对概念开创者的致敬，另一方面也是因为约定俗成的惯性。这是近现代科技工作的文化特点，而我们中华文化中恰恰相对缺少这样的特点。努力工作的科技工作者很多，他们也能做出突破性贡献，但偏偏不擅长用科学的思想系统性地提炼和定义问题，将具体的现象上升到一般性的普遍规律，开创出概念性的新认识。另外一点很重要，我们要将自己的科研成果及时在国际杂志上发表出来，以取得首创兼首发的国际认可。

从 Vidal 教授后来离开 BCI 方向可以揣摩，他的这一概念在当时并没有得到重视或引起多大反响，主要是因为在 20 世纪70 年代，强烈刺激人们神经的科技大突破太多了，而当时的科技水平还不足以将脑机接口以一种令人惊艳的应用形式呈现出来，所以这一新概念在当时显得微不足道。可谁又知道，在几十年后，当其他领域的科技创新和增长变得缓慢，人们开始寻找新的科技突破口和增长点时，脑机接口却迎来了属于它自己的高光时刻。

但基础科学研究并不是为了预测和等待这样的高光时刻，而是通过大面积播种的方式，在冷清、混沌的时候，种下一颗颗创新的种子，这其中，多数不会长大甚至早早就会凋亡，但总有那么几颗在合适的时候会爆发生长，长成一棵参天大树。如果没有早期的大面积播种，便不会有后来任何的一棵大树。科技的爆发有其不可预见性。每当我们目睹一个新的科技增长点时，它的种子常常在几十年前就已经被种下了，并且已经悄悄生长了很久。科技政策的制定和资金扶持正是遵循这一规律的，不但要广播种，还要为播下的种子提供能够活到大爆发时所必需的土壤和养料支持。

虽然每个科研人员都希望自己的领域成为热门的科研方向，甚至获得整个社会的广泛关注，但这仅仅只是一种奢望，也许很多科技工作者的研究方向在他们的整个科学生涯内都不会爆发，但这并不能影响他们坚持从事他们热爱的研究方向。在西方科研界里，科学家们选择研究方向的主要依据是自己的兴趣，做自己喜欢的事情，哪怕是常年坐冷板凳也不在意。有这样以兴趣为导向的内在驱动力，这些科学家在自家的"自留地"上数十年如一日地精耕细作，成为该方向上的真正专家，一个典型的例子便是数学家张益唐博士。很多人努力把自己的小领域的社会价值扩大和推广，当他们的努力有幸获得成功时，一个新的热门方向就被开创出来，而他们也就理所当然地成为开创者或奠基人。这也许和西方文化里的探险精神有关，当家乡的资源和机会变得匮乏时，总会出现一些远走他乡的探险家，以期发现新的沃土并在其上创造出自己的财富。

当然，也有人会不断地追逐当下的研究热点。守株不能保证等到兔，主动寻找和追逐兔子不行吗？在科研界，这样的热点追逐者不在少数，也有不少人虽然入行晚，仍然能够做出重要的贡献。我个人认为，当一个方向被一番炒作后，投机的成分会更多一些，那些"捞一票就走"（比如说发几篇文章或拿几笔科研经费）的想法，在更加激烈的竞争中，虽有可能让人短期获益，但毕竟不是做高水平科研应当推崇的方式，更无法据此开创一个新的领域。避险求稳、卷性竞争、急功近利是这种方式的思想特点。

在第二部分，我们将一起了解对脑机接口原理的进一步科学探索和相应的技术发展，包括基于 EEG 的非侵入式脑机接口的发展、侵入式电极阵列的发明，以及早期的侵入式脑机接口实验。

第二部分：探索时期

（1980~2000 年）

"我没有特别的才能，我只是极度好奇。"

——阿尔伯特·爱因斯坦

基于 EEG 的非侵入式脑机接口技术最先获得快速发展；专用的颅内神经微电极阵列在这一时期发明；科学家开始尝试基于颅内电极的脑机接口。

标志性事件：

- 1970 年，密歇根大学的 Kensall D. Wise 教授利用集成电路的设计和工艺在硅片上设计、制作了一维和二维的神经微电极阵列，开发出了著名的密歇根电极系列。
- 1987~1989 年，犹他大学的 Richard A. Normann 教授发明了著名的犹他电极阵列。
- 1998 年，Neural Signals 公司的创始人 Phillip R. Kennedy 博士在一名完全瘫痪的脑干中风患者身上实现了世界上第一例人体侵入式脑机接口。

第 **6** 章

基于 EEG 的非侵入式
脑机接口

　　由于非侵入式的便利特点，EEG 采集和分析技术在经历了早期的技术成长期以后，便被用于脑机接口系统的设计。在本章中，我们将深入探讨基于脑电图（EEG）的非侵入式脑机接口（BCI）技术。

　　脑机接口依赖于可靠的脑电信号，如有意识控制的 α 节律和下意识产生的事件相关电位，以实现从脑活动到外部设备控制的转换。我们将首先讨论脑机接口所需的关键信号类型，例如 α 节律的出现与消失用于基本的开 / 关控制，以及事件相关电位在复杂系统中的应用。接下来，我们将探讨 EEG 信号所代表的大脑活动。EEG 信号源自大脑皮层的神经细胞电活动，反映了大脑的特定状态，但也有其局限性。此外，我们也将讨论 EEG 在定位和记录意识方面的能力及其局限性。最后，本章将通过几个典型的应用示例来详细介绍基于 EEG 的脑机接口系统的设计。通过这些探讨，我们希望为读者提供关于非侵入式脑机接口的全面认知，包括其基础原理、发展历史、现状以及面临的挑战和未来的潜力。

6.1 脑机接口需要什么信号

构建脑机接口系统需要寻找稳定可靠的、可以用清醒意识控制的或者在某种下意识情况下产生的特征信号，然后再用这种特征信号去控制外部设备，即实现从特定脑活动到特征信号，再到外部控制指令的一对一映射。这个映射集内的指令越多，所能构建的脑机接口系统的功能就越丰富。

最简单的可以用清醒意识控制的脑电信号就是 α 节律。我们在第 3 章中了解到，当人处于清醒放松的闭眼状态时，在后脑勺就可以记录到明显的 α 节律。这种节律是 8~13 Hz，拥有较大的波幅；当人睁眼时，α 节律就会突然消失。所以，我们就有了一对指令：

1）闭眼→α 节律；

2）睁眼→α 节律消失。这一对指令可以用来实现简单的开 / 关控制。

在第 5 章中我们提到，第一台脑机接口系统 Music for Solo Performer 利用演奏者产生的 α 节律的波幅大小来调控打击乐器。再者，第一个用脑电控制机器人移动的实验也是利用了这一对指令来实现机器人运动的启动 / 停止控制的。我在大学毕业后作为项目主管曾参与了一个用脑电来控制音乐反馈的研发项目，也主要以检测到的 α 节律的频谱能量进行控制。

一种可靠的、下意识情况下产生的脑电信号是"事件相关电位"，即与某一事件或感觉刺激相关的脑电活动，其中视觉诱发电位最为常用。当人获得某种特定的视觉输入时，比如视场中突然变亮，就会在枕部记录到的脑电信号中出现一个短暂的特征波形，这个特征波形被称为视觉诱发电位。这一电位有稳定的可重复性，当给同一受试者多次呈现相同的视觉输入时，在他的脑电信号中每次都能出现这一特征电位；而且，这一特征电位在不同的受试者的脑电信号里都能观测到。所以，当我们开发出一套"视觉输入→特征电位"的指令集后，就可以通过给使用者呈现不同的视觉输入来构建一个功能较复杂的脑机接口系统。也正是对视觉诱发电位的利用，在基于 EEG 的脑机接口技术的发展早期，实现了令人惊喜的功能。后面我会着重讲述这类系统。

其他的在外界感觉输入时靠下意识产生的事件相关电位包括第 5 章提到的关联性负变（CNV）电位，这一电位与受试者对某种刺激或任务的预期和思想准备相关。它的主要特征是在刺激或事件发生之前出现一个负偏差，这表示大脑正在为即将发生的事件或刺激做准备，受试者有一种预期的状态；然后在刺激或事件发生时出现一个正偏差，这表示大脑对刺激做出了反应。

另一个事件相关电位是 P300 电位，它通常在刺激或事件发生后的 300 ms 左右出现，因而得名。P300 电位是一种正电位，通常表现为 EEG 信号的一个正波峰，它的主要特征是与注意、认知和决策的过程相关，它可以反映出在进行决策时受试者对不同选项的注意程度和认知处理，并被广泛用于 BCI 系统中，允许受试者通过大脑信号来选择不同选项或执行特定操作。

6.2　EEG 信号代表什么

人的大脑皮层的表层是由一层厚约 1~4 mm 的称作灰质的组织构成的，因其在显微镜下呈灰色外观而得名，这一层主要是神经细胞体、神经胶质细胞和突触。在灰质层之下是更厚的叫作白质的组织，主要由神经元的轴突和它们周围的髓鞘组成，因其在显微镜下呈白色外观而得名。神经元在大脑皮层灰质的垂直方向上组成称作"微柱体"的信息处理单元，根据神经元的种类分布自上而下被人为划分成 6 层（如图 6-1 所示）。椎体细胞的细胞体位于第 5 层，它们的顶树突向皮层表面延伸生长并横向填满了第 1 层，形成一个致密交联的网状表层。

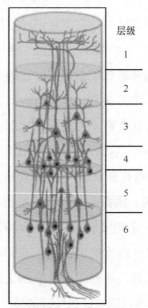

图 6-1　人的大脑皮层灰质里的微柱体信息处理单元。
图片来源于参考资料［23］，经裁剪，由 Creative
Commons Attribution (CC BY) license 授权

　　在头皮上记录到的 EEG 信号主要源自接近颅骨的大脑皮层灰质层的椎体细胞在第 1 层横向生长的顶树突和第 5 层的细胞体上的电活动。第 1 层内的椎体细胞的顶树突虽然纤细（直径在

0.1 μm 左右），但数量众多且离头皮距离最近，它们叠加起来的同步电活动在 EEG 中最为明显。第 5 层内的椎体细胞的细胞体虽然离头皮距离较远，但细胞体的体积较大（直径在 10 μm 以上），产生的电流较强，所以它们的电活动也能在 EEG 中体现出来。其他层的细胞体积要小得多，数量也少，所以对 EEG 信号的贡献非常小。

由于在生物组织传递的过程中，电信号在距离上衰减得非常快，较深脑组织中的电活动无法传递到头皮表面，所以无法在 EEG 中呈现出来。另外，在大脑皮层灰质的微柱体内，电信号沿垂直方向流动，由于 EEG 电极是横向排布的，只能记录横向的电势差，无法记录垂直方向的电势差，而这种垂直方向的信号恰恰包含了丰富的认知活动信息。所以，EEG 所能记录到的大脑电活动具有很大的局限性，并不能全面而准确地反映大脑中电活动的情况。

EEG 信号中有一种自发的低频背景电活动，这是因为即使在没有任何输入的情况下，皮层组织出于内在不同区域的互联和协调，仍会产生节律性的震荡，这种震荡被认为是由丘脑调控的一种大脑起搏功能。然而，这种背景震荡节律自身很难传达精细信息，它的功能更像是一种信号载波，就像无线通信中的载波信号那样。α 节律就是这样一种背景震荡节律。

目前的发现认为，大脑神经回路在赋闲时会产生自发的震荡节律，当执行任务时，相应的脑电活动会对这种背景震荡产生异步的随机干扰。所以，这种看似随机的干扰才是我们要寻找的与任务相关的真正的脑电活动，比如说事件相关电位。

例如，μ 节律出现在 8~12 Hz 的频率范围内，通常在与大脑的感觉运动皮层对应的头皮部位中检测到，特别是在与中央沟对应的头皮区域附近。它与肌肉放松和静止状态相关，通常在人们不进行主动运动时观察到。当一个人想要进行主动运动时，μ节律通常会被抑制，以便大脑可以发送指令给肌肉。因此，μ节律的变化可以用来监测大脑的运动准备和运动执行。在一些脑机接口研究中，μ节律的变化被用来识别受试者想要进行的运动，从而实现通过脑电波控制外部设备的目标。

无论是以上哪种情况，采集到的 EEG 信号都只是电极附近的大量神经元同步电活动的反映，而不能够检测到单个神经元自身的电活动。

由于大脑的感觉运动皮层是按照功能和对应的身体的部位来划分区域的（参见第 8 章），而这些功能区域的尺寸多数小于 EEG 电极的尺寸，一方面，当两个电极放置在不同的功能区域之上，用于检测横向电压的 EEG 时，常会检测到与认知任务无关的明显电压变化；另一方面，每个通道的 EEG 又无法检测到特定功能区域内的细微活动。这就造成 EEG 空间分辨率的局限性。

6.3 意识是否可以被 EEG 定位和记录

然而，EEG 中出现或缺少某个特征信号只能粗糙地表征大脑所处的某种状态或状态间的转换。可以从 EEG 中检测到的大脑活动状态包括：1）强直状态，可以用于监测大脑放松的程度和心理压力的大小；2）相位状态，可以用于检测注意力的转换和不同想象运动的转换；3）事件相关状态，可以用于检测惊喜与否和期望预计。因此，基于这些状态信息，我们可以设计相应的脑机接口功能。

但 EEG 的最大不足就是缺乏可以由直接意识驱动的确定的特征信号，而这种特征信号正是脑机接口所需的、直接反映意识的、可以用于控制外设的信号。这就导致基于 EEG 的脑机接口系统很难实现通过自由意识进行直接控制，转而寻找通过外界感觉刺激所引起的确定性的皮层响应，即事件相关电位进行控制设计。

由于视觉皮层占有较大的大脑表面面积，且视网膜上的区域和视觉皮层区域之间保持一致的空间投射关系，特定的视觉输入会在枕部采集到的多通道 EEG 中呈现出特定的时空图案。因此，我们就可以构建一个"视觉输入→EEG 特征图谱"的映射集，用来设计基于视觉诱发电位图谱的脑机接口。

实际上，视觉皮层上诱发的电信号并不仅仅是视觉刺激内容的简单镜像转换。只有大脑反应的早期部分与视觉刺激的内容相关，而 100 ms 及以后的部分似乎与对视觉刺激的更复杂的整合有关，如对刺激信息的感知和理解。

6.4　基于 EEG 的脑机接口

表 6-1 总结了基于 EEG 的脑机接口的历史发展情况，其中在 20 世纪 90 年代这种技术获得了重大发展。

表 6-1　基于 EEG 的 BCI 的发展进程

年代	发展情况
20 世纪 60 年代初期	BCI 的最早概念可以追溯到 20 世纪 60 年代早期。研究人员首次尝试使用 EEG 信号来控制外部设备，尽管当时的技术非常原始，成效有限

续表

年代	发展情况
20 世纪 70 年代	BCI 的研究开始逐渐取得进展。Jacques Vidal 于 1973 年发表了一篇论文，提出了使用 EEG 信号进行脑 - 计算机通信的概念，并提出了"BCI 挑战"，即通过 EEG 信号控制外部对象。1977 年，他描述了一项实验，演示了通过 EEG 信号控制计算机光标的可能性
20 世纪 80 年代	BCI 技术得到了进一步的研究和改进。研究人员开始使用更先进的信号处理技术，并开展了更多的实验来验证 BCI 的可行性
20 世纪 90 年代	见证了 BCI 研究的重大进展。研究人员发展了多种 BCI 系统，包括 P300-BCI 和 SMR-BCI 等。这些系统利用 EEG 信号进行拼写、控制电动轮椅和进行基本的通信
21 世纪初	随着技术的不断进步，BCI 系统在 21 世纪得到了更广泛的应用。BCI 开始在医疗领域中应用，帮助严重残疾的患者与外界互动。同时，BCI 也进入娱乐和游戏领域
21 世纪 10 年代及以后	BCI 技术继续发展。越来越多的研究致力于改善 BCI 的准确性、速度和可用性。BCI 开始应用于虚拟现实、辅助医疗设备、神经反馈和脑控制智能家居等领域

鉴于上述 EEG 指令集的特点，基于 EEG 的脑机接口的设计和使用有别于我们使用自身肢体的本能，可以根据使用者的意识状态将这类脑机接口分为主动式、反应式和被动式系统。在主动式系统设计中，使用者努力通过意识控制来实现某个目标，比如通过运动想象向不同方向移动一个物体，但这种设计的效果不尽如人意。反应式是基于 EEG 的脑机接口中最为可靠的设计方式，这里利用事件相关电位来驱动外部控制，包括稳态视觉诱发

电位和 P300。被动式设计主要用来检测和提示使用者在自然认知和行为下的大脑状态，比如睡眠状况和注意力集中的程度，另外使用者可以通过系统反馈的信息来调节自身的状态以达到更好的指标。

下面我们举几个典型的基于 EEG 的脑机接口系统的例子来讲述它们的工作原理。

6.4.1　利用运动想象移动光标

通过人体的运动想象来控制物体的移动与我们在第 1 章中提到的隔空移物接近，但我们通常所说的隔空移物是"想象"直接移动物体，而这里的脑机接口所利用的运动想象是"想象"移动使用者自身的身体部位，比如肢体，然后在 EEG 中将这种意图检测出来，再将意图映射到驱动物体移动上。因而，这种隔空移物的方式感觉不自然、不直观。基于运动想象的脑机接口研究需要投合政府基金支持的对社会有价值的应用，而为瘫痪或截肢的病人提供一种较自然的控制外部设备的途径正是这样一种喜闻乐见的应用场景。当然，随着这类技术的进步，它也延伸到了其他社会应用层面，比如游戏。

运动想象和实际运动的执行一样，会在大脑相应的运动和体感皮层区域产生特定的电活动图谱，这个图谱在头皮 EEG 信号中也有一定程度的反映。常用的基于运动想象的脑机接口设计是将 EEG 电极放置在运动感知皮层对应的头皮部位，在使用者想象移动自己在运动感知皮层有较大投射面积的身体部位如手或舌头（参见图 8-1）时，获取所谓的感觉运动节律（SensoriMotor Rhythm，SMR）。在执行或想象运动时，新产生的脑活动就会对进行中的背

景 μ 节律（8~12 Hz）和 β 节律（18~26 Hz）造成干扰或抑制，这一干扰所产生的信号就是 SMR。当停止运动或运动想象进入放松状态时，这一"干扰"信号随即消失。SMR 在从放置在头顶两侧与运动感知皮层的手臂区域对应的 C3 和 C4 位置（参见图 6-6）的电极获得的 EEG 中最为明显。通过对不同 SMR 信号的检测和识别，可以推断出使用者的运动意图，然后用识别的结果来控制外部装置。基于这种信号的脑机接口简称为 SMR-BCI，它在四肢瘫痪、脊柱受伤、肌萎缩侧索硬化症患者身上使用时取得了良好的效果。

1991 年，纽约州卫生部的 Jonathan R. Wolpaw 博士等人构建了一个基于 SMR 信号来控制计算机光标进行一维移动的脑机接口系统。他们通过一个放置在脑半球的中央沟附近的电极来记录 μ 节律，并训练正常受试者通过想象手臂移动来控制 μ 节律的幅度，以将光标从计算机屏幕中央移动到位于顶部或底部边缘的目标位置。他们将受试者 μ 节律的振幅转化为光标的移动：较大的振幅将光标移动到上方，较小的振幅将光标移动到下方。在几周的时间里，受试者学会了迅速而准确地改变 μ 节律的幅度以使光标在 3 秒内到达目标。

在随后的优化升级中，这个团队相继实现了二维光标移动、让脊髓受伤患者成功控制二维光标移动，以及三维光标移动。同时，来自其他团队的工作将 SMR-BCI 的应用扩展到控制假手、病人自己瘫痪的手、无人机、机器人以及康复机器人等场景。

在以上工作中，SMR-BCI 要求使用者学会一种新的技能，即通过想象的肢体移动来控制 μ 节律的振幅，以达到将光标从不同方向移动到目标位置的目的。然而，这一要求的一个最明显的缺点是对使用者的前期训练时间太长，在上面的二维和三维光标控制实验中，训练时间长达几周。

另一个缺点是这种新技能不是我们出自本能的自然直观的控制方式。这是因为 SMR 信号里只有哪个肢体动或没动的非常粗糙的信息，而缺乏肢体运动的各种细节信息，如幅度、方向、位置、速度和加速度。为了弥补这一不足，另一种叫作"想象身体运动学"（Imagined Body Kinematics，IBK）的比较自然的运动想象方法试图从低频的 SMR 信号（<2 Hz）中提取运动相关的细节信息。在这种方法中，受试者被要求想象一个身体部位，如一根手指，在三维空间中进行连续移动，然后使用计算机算法试图从 EEG 中提取出相应的运动和轨迹信息。虽然这种方法可以大大缩短训练时间，但由于 SMR 信号中所含的运动学信息量非常少，这一方法的效果并不好。

6.4.2　利用运动想象控制四轴飞行器

下面我们看看贺斌教授团队在明尼苏达大学时用 SMR 来控制四轴飞行器（即无人机）的工作。在 2010 年到 2013 年间，贺教授实验室发表了一系列基于运动想象的脑机接口研究报告，在基于 EEG 的无创脑机接口上实现了接近当时侵入式脑机接口的性能。

通过对运动想象时 EEG 信号源的准确定位、相应电极位置和脑电频率的筛选，以及对使用者前期训练的优化，他的团队在 2011 年实现了在虚拟三维空间中控制直升机的飞行，在 2013 年实现了在现实三维世界中远程控制无人机飞行。当他的实验室搬到卡内基梅隆大学后，在 2019 年又实现了用 EEG 脑机接口控制机械臂连续追踪计算机屏幕上的光标移动。这些研究突破证明了基于 EEG 的非侵入式脑机接口系统同样可以在三维物理空间中实现复杂的机器人控制。

以他们在 2013 年控制无人机的研究为例，在他们的研究报告中，通过前期筛选的受试者们首先接受了调节 SMR 的训练，然后分别参与控制一架无人机在三维物理空间中飞行的实验，无人机机身正面装有的摄像头为使用者提供视觉反馈。虽然受试者佩戴了一个 64 通道的电极帽，但 SMR 信号主要来自位于头顶两侧感觉运动皮层之上的 C3（左侧）和 C4（右侧）电极，特征信号频率是 12 Hz 附近的 μ 节律。从 EEG 解码生成的控制信号通过 Wi-Fi 发送给持续前进的无人机，以更新其行进状态。

人脑的神经解剖结构表明，左脑控制右侧身体部分，右脑控制左侧身体部分。这种反向控制现象称为脑半球交叉。因此，左手的感觉运动信息会在右脑的感觉运动皮层中进行处理，而右手的感觉运动信息则在左脑中进行处理。

如图 6-2 所示，当受试者想象紧握右手时，左侧 C3 电极上的 μ 节律会被抑制（其 12 Hz 附近的频谱能量减小），而右侧 C4 电极上的 μ 节律幅度不变；相反，当受试者想象紧握左手时，左侧 C3 电极上的 μ 节律幅度不变，而右侧 C4 电极上的 μ 节律会被抑制。将 C4 信号的频谱能量减去 C3 的，就获得一个对应于左右手控制的频谱能量信号 P(C4)−P(C3)。例如当想象紧握右手时，P(C4)−P(C3) 就变大，对应向右控制；当想象紧握左手时，P(C4)−P(C3) 就变小，对应向左控制。这样，通过想象握紧左手或右手，他们就获得了一对脑电控制指令，可以分别用来控制无人机向左或者向右转弯。由于手握紧的力度还可以微调 P(C4)-P(C3) 的幅度大小，进而可以用来调整无人机转弯的角度。

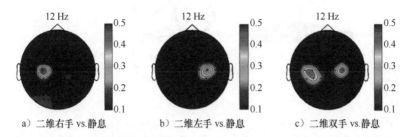

a）二维右手 vs.静息　　　b）二维左手 vs.静息　　　c）二维双手 vs.静息

图 6-2　在想象左右手握拳的情况下的感觉运动节律信号（12 Hz 左右）的空间激活图。a）当想象右手握拳时，左侧 C3 电极位置激活；b）当想象左手握拳时，右侧 C4 电极位置激活；c）当想象双手握拳时，左右两侧 C3 和 C4 电极位置同时激活。这里的信号激活表示与静止状态相比，信号产生了明显变化，即 μ 节律被抑制，抑制越强，信号激活越强。图片来源于参考资料［26］，经 CC BY license 授权

另外，当想象同时紧握双手时，C3 和 C4 电极上的 μ 节律同时会被抑制，将 C4 信号的频谱能量和 C3 的相加，就获得一个对应于双手紧握的控制信号 P(C4)+P(C3)。例如当想象双手同时紧握时，P(C4)+P(C3) 就会减小，握紧的力度越大，这个信号越小。然后，这个 P(C4)+P(C3) 频谱能量信号被用来控制无人机上升，信号越小，上升越高。当想象双手都放松或什么都不想时，P(C4)+P(C3) 最大，被用来控制无人机下降。

这样，他们就获得了 4 个大小可控的控制命令，分别是：

1）想象左手握拳，控制无人机向左转；

2）想象右手握拳，控制无人机向右转；

3）想象双手握拳，控制无人机上升；

4）想象双手放松或什么都不想，控制无人机下降。

从而实现了对无人机每个维度的单独控制，每个控制的强度可以通过控制信号的大小进行独立调节，如图 6-3 所示。

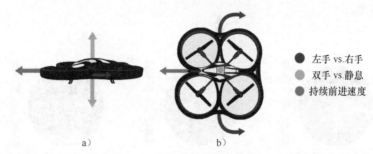

左手 vs.右手

双手 vs.静息

持续前进速度

a）　　　　　　b）

图 6-3　无人机的操控示意图。每个独立控制对应的运动想象用相应的颜色标出。通过想象左手握拳实现左转，右手握拳实现右转，两手握拳实现增加高度，不握拳实现降低高度，从而达到了每个维度的独立控制。每个控制的强度可以通过控制信号的大小以及权重系数来调节。图片来源于参考资料［26］，经 CC BY license 授权

从这项研究中我们注意到，贺教授实验室所实现的非侵入式脑机接口的功能是令人惊艳的，但想要把这一技术应用到现实生活中还面临一些挑战：

1）这项研究中的受试者是事先经过特定筛选的，并且他们使用该系统的效果不尽相同，有很好的，也有一般的，所以这个系统并不是每个人都能轻松驾驭的；

2）每个使用者都经过了较长期的训练，从而降低了这一系统的一般接受度；

3）实验是在严格控制的环境中进行的，而现实生活中充满各种干扰，使用者也可能处于各种自然、随意的状态。

2024 年 1 月底，清华大学的洪波教授团队在新闻媒体上公布了他们的最新无线微创植入脑机接口的临床试验初步结果。他们的技术方案是将平面电极通过微创手术放置在颅骨下面紧贴着的硬膜上，位于运动感觉皮层的手臂区域的正上方。这种电极所采

集到的仍然是 EEG，可以称作侵入式 EEG（iEEG）。这一微创方案能够有效地提高 EEG 信号的空间分辨率和信噪比，但在侵入程度上采取了一种折中的策略，以降低手术和植入后的风险。以上所提到的 SMR-BCI 的功能都能够被有效地移植到这一平台上，并且可以实现更好的功能效果和用户体验。据报道，该系统已经在两例瘫痪病人身上展开了临床试验，第一名使用者经过 3 个月的居家康复训练，可以通过该系统驱动气动手套，实现自主喝水等脑控功能，准确率超过 90%。第二位患者实现了脑控计算机光标在二维平面上的移动。

6.4.3 利用稳态视觉诱发电位使用屏幕软键盘

当人眼接收到特定的图案刺激后，就会在视觉皮层产生与之对应的电活动图谱，这一图谱在一定程度上能反映在从枕部获取的 EEG 信号中，称为"视觉诱发电位"。但由于 EEG 损失了大量丰富的脑活动信息，从枕部获取的 EEG 信号无法用来重建眼睛所见的图像，只能对一些简单的图像特征进行推断。所以，在设计用于这类反应式脑机接口的视觉输入时，会特意加进或强调某个在视觉诱发电位中非常显著的图像特征，如闪烁频率。稳态视觉诱发电位（Steady-State Visual Evoked Potential，SSVEP）正是人注视按特定频率（3.5~100 Hz）闪烁的图案时在 EEG 中产生的相同频率的"共振"信号；由于图案闪烁是持续的视觉输入，EEG 中的同频特征信号也是稳定持续的，故称为"稳态视觉诱发电位"。如图 6-4 所示，当受试者注视计算机屏幕上一块以 7 Hz 频率闪烁的光斑时，在枕部的 EEG 中就呈现出包含 7 Hz 以及它的二次（即 14 Hz）和三次（即 21 Hz）谐波的稳态视觉诱发电位。

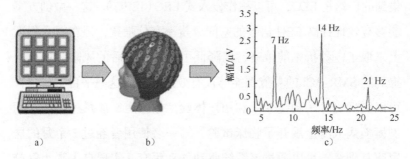

图 6-4　基于频率编码的 SSVEP-BCI。a）视觉刺激器由计算机屏幕上以不同频率
闪烁的目标组成；b）受试者头戴 EEG 电极帽接入脑机接口系统，并注视计算机
屏幕上的视觉刺激目标；c）7 Hz 刺激引发的稳态视觉诱发电位（SSVEP）
在 O2 电极处显示出具有基波和谐波频率峰值的特征频率成分。
图片来源于参考资料［27］，Copyright © 2008 IEEE，经授权

　　SSVEP 在非侵入式脑机接口中广泛应用是因为：1）高识别度，SSVEP 信号通常具有明显的频率特征，使得检测和识别相对容易，抗干扰性强，可在用户移动中使用，这有利于高准确性的命令识别，使脑机接口系统更可靠；2）快速响应时间，与其他 BCI 信号类型相比，SSVEP 通常具有较短的响应时间，用户可以迅速地将注意力转移到不同的视觉刺激频率上，从而可实现快速的控制切换；3）较高的信息传输速率，通过在不同位置放置不同频率的视觉刺激，可以在同一个计算机屏幕上获得多个指令选项，从而在高空间精度下实现较高的信息传输速率；4）使用这种系统时，新用户所需的前期训练很少。

　　SSVEP 的缺点包括：1）视觉疲劳，长时间受闪烁频率较高的屏幕刺激可能导致用户视觉疲劳，降低了长期使用的舒适度，一些用户可能对频繁闪烁的刺激敏感，甚至可能在一段时间后感到不适，这可能限制了他们使用 SSVEP-BCI 系统的时间；2）有限的复杂度，通常 SSVEP-BCI 系统需要在屏幕上设置多个不同频

率的视觉刺激，以实现多个命令或选项。虽然 SSVEP 可以用于实现基本的命令控制，但对于更复杂的任务或交互，它的能力则有限。

我有幸在大学期间就接触到了当时世界上最前沿的基于视觉诱发电位的脑机接口技术，也正是因为这样的惊奇印象，促使我后来投身到脑机接口的科研之中。在 20 世纪 90 年代末期，清华大学高上凯和高小榕教授的实验室立足于在信号处理领域的专长，进入了基于 EEG 的脑机接口领域，在新世纪之初就做出了世界领先的脑机接口技术，基于视觉诱发电位的系统就是其中的经典代表。我在 2002 年参观实验室的时候，便被这一系统深深吸引，随后便加入了高老师的实验室，并参与到这样的脑机接口研究中。

在当时，基于 EEG 的脑机接口方兴未艾，在 20 世纪 90 年代个人计算机兴起的裹挟之下，经历了一波大发展之后，人们对这种技术充满了无限遐想。然而，热情归热情，脑机接口在当时仍然只是大学实验室里把玩的新潮玩意儿，离现实应用还有相当的距离。我还清楚地记得，在 2003 年的时候，刚刚毕业的中国培养的第一位脑机接口方向的博士李勇师兄向大家抱怨"做脑电找不到工作"，这一下子给实验室的学弟学妹们的科研热情泼了一瓢冷水。诚然，对于一个刚刚兴起不久的科研领域，工业界的反应是相当滞后的，即使在 20 年后的今天，工业界与脑机接口相关的工作机会也是非常少的。无论是学术界还是工业界，大家都在期待脑机接口技术的下一个突破能打开实际应用的市场。

我当时是抱着做科学家的梦想进入这个领域的，所以我还是毅然决然地继续前行。也许真的是因为工业界的机会太少，导致我一直"滞留"在学术界；也许是因为诱惑太少、欲望太少，使得我能够一直在这个"小小的花园里面挖呀挖呀挖"。然而，我和我培养的博士们没有为找工作发愁过，即使转行进入其他领域，科研能力上的积累仍然能够为我们在求职和工作中提供独特的优势。我发现在我们博士毕业时，有很多工业界的选择机会，包括头部的管理咨询公司、投行和大科技公司。当然，我们还需要为求职进行突击准备，以及进一步学习相应的新行业的知识和技能。或许这就是科学研究训练的真谛——博士研究不是要教会学生直接找工作的技能或者在未来工作中能够直接用到的技能，而是教授一种"科学的思维方式"和"进行钻研、创新的科学方法"。另外，社会用人单位对于博士毕业生的期望也应当相应地转变，从寻找直接技能变为看中和赏识创新和研究能力，以及学习新事物的能力。

好了，言归正传，下面我们以高上凯教授实验室在 2002 年发表在 *IEEE Transactions on Biomedical Engineering* 杂志上题为"Design and implementation of a brain-computer interface with high transfer rates"的研究工作为例，来介绍基于稳态视觉诱发电位的脑机接口技术。这篇论文的第一作者程明是中国培养的第二位脑机接口方向的博士（比李勇博士先入行，但晚几周答辩），他 2003 年毕业后进入厦门大学任教至今，现任计算机系教授。这篇论文目前引用已经超过 1000 次，在过去 20 年中平均每年 50 次，足见这一研究成果在该领域的影响力。

这项研究报道了高教授团队利用视觉诱发电位设计的脑机接口系统拨打计算机屏幕上的虚拟手机键盘的应用，该场景主要是为高位截瘫患者提供一种通过脑电来控制外部设备的"自理"能力。这个在计算机 CRT 显示器上设计的虚拟手机键盘如图 6-5 所示。

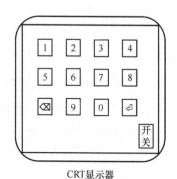

CRT显示器

图 6-5 基于稳态视觉诱发电位的脑机接口所使用的视觉刺激器。
这个在 CRT 显示器上的 3×4 的简单视觉刺激矩阵构成了一个虚拟
的手机键盘。屏幕右下角的"开关"键用于控制每次操作的起始和终止。
所有 13 个视觉刺激方块在黑色的屏幕上都为白色，并且按照各自的频率持续闪烁

这个虚拟手机键盘包括 13 个意义不同的按键，每个按键以不同的固定频率闪烁，即每个按键与一个 6~14 Hz 之间的固定频率相对应，按键频率之间的最小差值是 0.39 Hz。另外，在选择按键频率时去除了 α 节律的频段以避免这一自发节律的干扰，同时也避免使用有谐波关系的频率。当使用者注视其中一个按键时，那个按键的闪烁频率就会在采集到的视觉诱发电位中被检测出来，从而确定使用者是要按下哪个按键。每个按键的操作在几秒钟之内完成，系统会发出一个提示音，提示按键输入完成，并将输入结果显示在计算机屏幕上，使用者可以在一分钟之内完成一个电话号码的拨打操作，通过屏幕上的回车键将电话拨出。

视觉诱发电位主要是由与大脑视觉皮层对应的枕叶区记录的，一对双极电极就足够为上述基于稳态视觉诱发电位的脑

机接口系统提供输入。对于不同的使用者，电极的放置位置不尽相同，可以通过前期实验来确定稳态视觉诱发电位信号最强的电极位置。在这对双极电极中，记录电极应放在枕叶区，如图 6-6 中的 O2 位置；参考电极应当放置在没有相应稳态视觉诱发电位但存在与记录电极相同背景噪声的位置，如与 O2 对应的右耳耳垂上的 A2 位置，从而使得从两个电极获得的差分信号拥有良好的信噪比。尽管这对电极在不同的使用者头上的位置有些微差别，但对于特定的使用者，一旦选定最佳位置，这个最佳位置基本不会迁移。

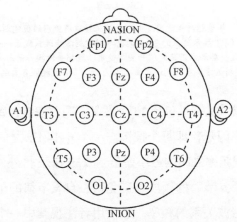

图 6-6　EEG 头皮电极放置位置的"国际 10-20 系统"。
"10"和"20"指的是相邻电极之间的实际距离要么是头骨前后或左右总距离的 10%，要么是 20%。图片来源于参考资料［29］

在这一研究的基础上，2015 年，高教授团队实现了一个高速的基于稳态视觉诱发电位的脑机接口系统，使用者能够通过操作一个包含英文字母、数字和符号在内的 40 个字符的虚拟键盘来实现快速拼写。

6.4.4　基于视觉 P300 操作虚拟键盘

视觉 P300 是基于 EEG 的脑机接口中最常用的信号类型。通常情况下，P300 是通过使用新奇刺激来引发的，通过将低概率的目标输入与高概率的非目标输入混合在一起，当目标输入从令人乏味的非目标输入群中突然出现时，就会引发大脑的"惊喜"兴奋，产生 P300 特征信号。如图 6-7 所示，P300 是一种事件相关电位，在 EEG 中体现为一个正向脉冲，大约在目标或新奇的刺激出现后约 300 ms 出现，故而得名。P300 信号主要在头顶中轴线上检测到，如图 6-6 中的 Pz、Cz 和 Fz 位置。随着目标刺激的新颖度降低，P300 的振幅会减小。P300 可以被各种不同的感觉刺激引发，其中视觉刺激最为常用。但是，P300 与刺激信号的特性无关，而是人脑对于新异刺激的一种内在的认知反应，通常认为 P300 反映了与刺激评估或分类相关的决策过程。

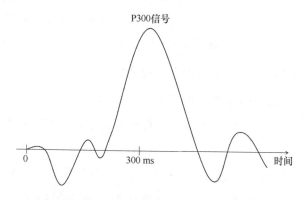

图 6-7　P300 信号示意图。P300 是事件相关电位中的正峰，
幅度在 5~10 μV 之间，在目标刺激出现后的
220~500 ms 之间出现

与稳态视觉诱发电位一样，基于 P300 的脑机接口提供离散选择，而不是连续控制机制。它的优点是大多数人可以以非常高的准确性使用它，并且可以在几分钟内进行校准，因此，用户可以轻松、迅速地使用该系统来控制设备。它的缺点包括使用该系统需要保持高度的注意力和视觉集中，容易导致疲劳；另外，视力受损的人无法使用该系统。

P300 视觉诱发电位在 1967 年被发现。1988 年，美国伊利诺伊大学的 Donchin 教授实验室首次构建了基于视觉 P300 的脑机接口系统，实现了一个 P300 拼写器。虽然在随后的发展中，P300 也被用于其他类型的控制，包括二维计算机光标的移动、机器人和轮椅的控制等，但迄今为止，它的主要应用还是在为残疾人提供一个控制软键盘的途径。

在 Donchin 教授 1988 年的研究中，该系统中的软键盘由计算机屏幕上一个包含字母、数字和符号的矩阵组成。该矩阵的行和列的背景会依次交互闪烁，使用者须依次将视线集中在他希望输入的目标字符上，每当所注视的字符所在的行或列的背景被点亮时，使用者的 P300 电位就会被激发，然后计算机程序就能根据同步的行和列的信息确定使用者注视的字符。虽然用户的界面设计类似于基于稳态视觉诱发电位的脑机接口系统，但视觉 P300 系统中使用的行列交互闪烁的方法使得在屏幕上可以容纳更多的字符选项。

可以看出，跟运动想象相比，SSVEP 和 P300 的使用方式都是非常不自然的，而且需要使用者在受限的环境下较长时间地集中注意力，这使得这种反应式脑机接口的用户体验较差。

6.5 非侵入式脑机接口的优缺点

通过以上基于 EEG 的脑机接口系统的示例，我们可以看出，这种非侵入式脑机接口的优点来自其无创伤的使用方式。这种系统不需要将电极或器件植入大脑内部，不涉及外科手术风险和复杂的手术过程。因此，使用成本低，安全风险小，穿戴相对容易，更容易被潜在用户所接受；其用户的适用范围广，既可以为残障人士提供运动或通信辅助，又可以用于健康人的心智状态调节和娱乐。然而，它的缺点也是显而易见的，包括反应速度慢，功能复杂度低，控制精度有限，非直接由意识控制，需要使用者在身体受限的环境中较长时间地集中注意力，抗干扰能力差，需要较长的学习、训练时间等。要想达到自然、流畅的直觉性使用体验，必须采用颅内神经元的信号来直接驱动脑机接口，这正是本书在后续部分要着重讲述的内容。

第 **7** 章

颅内神经元记录

1971 年，美国加州大学洛杉矶分校 Edwin Stear 教授的团队在试图构建一个用运动想象脑电来控制假肢的论文中提出了两个问题：1）人的脑电图中是否包含可检测到的肢体运动信息？2）我们能否开发出一种可靠地检测这些信息的方法？从上一章的学习中我们了解到，EEG 中，包括感觉运动节律（SMR）和"想象身体运动学"（IBK），缺乏与肢体运动相关的足够的细节信息。然而，这些期望的信息是否在大脑中存在？以何种方式存在？在这一章里，我们一起探索这些问题的答案，以及相关的颅内神经元记录技术。

7.1 大脑中是否存在与运动控制相关的信息

1969 年，美国华盛顿大学的 Eberhard E. Fetz 教授用实验证明，通过食物奖励的强化训练，猕猴可以学会用意识控制其大脑前中央区域的特定神经元的放电活动，从而间接控制一个指示这种放电活动强度的仪表指针的偏转。这正是我们一直提到的"隔空移物"的一种物理实现，只不过这次有非常清晰的、可以直接用意念控制的脑内目标实体，即特定的神经元的放电活动；采集这种电活动发出的信号后，就可以将其用于外部设备控制了。

随后，在 1978 年，美国国立卫生研究院的一个团队进一步证实，在奖励猕猴生成适当的神经活动模式的训练条件下，猕猴能够迅速学会在视觉指令下自主精确控制大脑主运动皮层区域中的单个和多个神经元的电活动。大脑主运动皮层区域是输出执行身体运动的控制命令的地方；这个区域被映射到身体不同部位的神经肌肉系统上（参见图 8-1）。他们将神经微电极植入猕猴的前中央回手臂区域进行神经元层面的电记录，在建立起的条件反射的特定手臂运动任务中，检测到了与手臂运动相关的神经元的电活动。在这一实验中，猕猴在执行特定手臂运动时的相关运动控制神经元的电活动被确认，即手臂运动在大脑主运动皮层的手臂区域有与之相对应的神经元的电活动。因此，把这些神经元的电活动记录下来，就可以通过移动手臂来控制外部设备了。

然而，这一时期还只能通过个别电极的采样来获得少量的与手臂运动控制相关的信息，人们还是不能够确定手臂运动控制的信号源以及所有运动控制信息的细节都在大脑中存在。所以这一时期的研究只是揭示了手臂运动和运动皮层的神经元电活动有对应的相关性，但这样的相关性是否存在更进一步的因果性，还不得而知：是神经元的电活动造成了手臂的运动（即神经元的电活动控制手臂的运动），还是手臂运动造成了神经元的电活动（即神经元的电活动只是手臂运动产生的附属反应）？后来的研究发现，这两种现象都存在，只是对应于不同的神经元群落。

　　无论因果如何，当人们发现运动皮层神经元的电活动与手臂运动相关后，就试图通过记录到的神经元电活动来重建运动的轨迹或执行细节，以期用来控制机械手臂。在 1989 年，约翰斯·霍普金斯大学的一个研究团队发现，经过训练的恒河猴的手臂运动的方向信息可以在运动皮层手臂区域的神经元群落里检测到。他们训练一只恒河猴让其手臂移动到与指示光线在逆时针方向垂直的方向，同时，他们使用多个神经电极在运动皮层手臂区域进行多个神经元的记录。实验发现，在恒河猴计划和执行手臂方向运动的过程中，在这个被记录的神经元群落里，存在一个由神经元的电活动所表征的方向性向量，这个向量以每秒 732° 的角速度从指示光线的方向逆时针旋转到目标运动方向。这一结果揭示了神经元的电活动先于运动执行本身发生，运动的计划和执行过程在大脑里有着神经元层面的电活动模式的物质基础。于是这在一定程度上回答了运动皮层神经元的电活动有可能是手臂运动控制的信号源，而非手臂运动的效果体现；并且，运动的重要信息之一——方向，存在于神经元群落的电活动模式里，并且是通过神经元群落的电活动模式进行编码的。

　　这项研究还发现，运动控制的信息散布在多个不同区域的神经元群落里。但由于当时记录电极技术的限制，他们一次只能在一个神经元群落里进行记录。虽然该论文并没有详细介绍他们使用了何种电极，但根据当时的电极技术，他们使用的应该是多个独立的电极，如玻璃微管电极或钨针电极。在体内记录实验中，这类离散电极在操作上非常具有挑战性，这就极大地限制了同时使用多根电极在同一区域进行记录。值得注意的是，在这篇论文的作者中有一位叫作 Andrew B. Schwartz 的年轻人，他在 20 年后将成为侵入式脑机接口领域的领袖人物之一。

推动这一研究方向的继续进展，需要有一种神经微电极阵列，以在较大的空间范围内采集到更为详细和全面的运动控制神经元群落的电活动模式信息，即要将手臂运动控制的详细的动力学信息在大脑神经元的电信号层面揭示出来。

7.2　对多通道神经微电极阵列的需求

随着神经科学工作者认识到需要高密度、多通道的神经微电极阵列，以在脑内一个或多个神经元群落里的多个位置同时记录大量神经元的电活动信息，从而更详细地了解大脑的信息处理机制，多通道神经微电极阵列作为一种新型神经电生理工具，在 20 世纪七八十年代应运而生。

与同时使用多根单个微电极相比，微型神经电极阵列有很多明显的优势：1）信号通道的数量可以大幅提升；2）植入和使用的过程相对方便、快捷；3）微电极之间的相对位置较为固定，提高了重复实验的可比性和求解逆问题得出信号源空间位置的精度。

另外需要说明的是，使用微电极进行的脑内记录基本上都是在神经元的外部周围进行的，这种记录方式被称为"细胞外记录"。只有用特制的、非常锐利的玻璃微管电极或膜片钳电极才能在脑内进行"细胞内记录"。相比于细胞内记录，细胞外记录获得的神经元动作电位的信号幅度是细胞内记录的千分之一，并且细胞外记录获得的信号是细胞内动作电位的负的一阶时间微分，即两个信号的差别不是简单的幅度上的差异。由于同一个神经元产生的所有动作电位除了些许幅度差异，波形都长得一样，神经元回路对信息进行的编码与神经元动作电位的波形无关，只与动作电位发生的时刻有关，因此，每个动作电位可以被简单地看作一个脉冲，通过这个脉冲出现的时刻编码着信息。通常神经元的信息是编码成一个动作电位序列的，即一系列的脉冲，信息存储在这个脉冲序列的频率以及它的起止时间里。从这个角度看，在细胞外记录的动作电位衍生信号携带的信息与在细胞内记录的动作电位本身携带的信息相同，所以可以认为，用微电极阵列在细胞外记录的信号携带的就是相应的细胞内信号携带的信息。

直观上，使用微电极阵列可以在一个脑组织微体积内的多个空间点位同时采样细胞外的电势值，从而勾勒出这个微空间内的立体电势分布图。为了能够通过空间采样来准确地重建这个微空间内的电势分布，即采样后在理论上不丢失连续电势分布图的细节信息，这里也需要用到一个类似 Nyquist-Shannon 时域采样定理的空间采样定理，以确定采样点间的最大距离间隔，这个间隔称为空间采样周期，它决定微电极阵列中电极的排布密度。这个最大空间采样周期与神经元的大小、分布密度、神经元间液的导电率，以及采样电极的尺寸都有关。然而，按照这一空间采样定理，迄今为止的微电极加工技术还不能满足在大脑运动皮层内进行电记录的最大空间采样周期的要求，即目前所有的神经微电极阵列的电极尺寸和间距都太大，并且电极的数量太少。这种在远低于大脑皮层内的空间采样密度要求的情况下获得的数据，丢失了大量的重要信息，给后期的数据分析造成了很大困难。

神经科学家们希望通过多通道、高密度皮层内神经元记录，绘制出大脑在执行特定的认知或行为时神经回路里电信号产生和传递的完整时空图谱，从而破解大脑处理信息的奥秘，即在身体执行一项特定行为时，相应的大脑控制信息是从哪些神经元开始的、是沿着怎样的通道和按照怎样的时间先后顺序传递到哪些神经元的。这里举个形象的例子，比如说我们将右手手臂举起做出要发言的样子，这个动作在执行的过程中在大脑里是由一个特定的神经回路控制的，那么我们就想知道：1）这个回路是由什么元器件构成的、它们分布在哪里以及是如何相互连接的？ 2）在控制上述举手的动作时，电信号是从哪里输入或产生的、沿着怎样的路径、途经哪些元器件以及每个元器件都做出了怎样的反应？了解到这些信息，我们就不但能够对这个控制回路的构成和运行机制了如指掌，即破解了其信息处理的奥秘；并且能够利用人工部件重建这一信息处理电路和机制，即通常所谓的人工大脑。

那么在理论上，我们是如何从多通道神经微电极的记录数据中获取以上想要的破解结果的呢？这里假设我们有一个满足所需空间采样密度要求的微电极阵列，并且这个微电极阵列拥有足够多的微电极以在空间上完全覆盖控制神经回路。在执行一个特定动作的整个过程中，这个微电极阵列采集到了一套完整的数据。这套数据是整个神经控制回路所在的脑组织微空间的电势时空分布图，其中主要包含了在细胞外检测到的各个神经元在不同时刻的动作电位发放信息。

然后我们进行三步操作：1）利用模式识别算法，通过分析每个细胞外动作电位的波形，识别每一个电极通道数据中的动作电位脉冲，然后将其归类到不同的神经元，即通常所说的脉冲分类。这时，通过脉冲聚类的数量，就可以知道在这次信息处理的过程中，神经回路里一共有多少个神经元参与了。需要特别指出的是，在一个脑组织的微体积内，参与某项信息处理任务的神经元数量通常只占总数量的很少一部分；同一微体积内的神经元属于多个不同的神经回路；甚至同一个神经元会参与不止一个神经回路。当一些神经元在整个任务过程中一直处于静息状态时，记录到的数据中是不包含它们的信息的，所以也就无从检测到它们的存在。

2）在符合以上高密度、全记录的采样条件下，来自同一个神经元的每一个脉冲都会被该神经元周围至少四个微电极同时记录到。当从这四个微电极的信号中将这个神经元的同一个脉冲信号分离出来后，就可以利用每个电极记录到的信号幅度和电极与信号源距离的关系，计算出这个神经元细胞体的空间位置和它的信号强度（对应于神经元细胞体的大小），从而知道这个神经回路里元器件的分布排列以及每个元器件的（信号）大小，即揭示出这个神经回路的物理结构。这种通过记录到的信号源在空间中发出的信号强度来反向计算信号源的位置和强度的问题，称为"逆问题"（相应的"正问题"是已知信号源的空间位置和强度，计算其所发信号在空间中的强度分布）。3）结合每个神经元在整个任务过程中发放每个脉冲的时刻分布信息，整个神经回路里电信号的时空流动图就被揭示了。至此，我们同时解析了控制这个行为的神经回路的结构和信号传递机制。

在侵入式脑机接口中，我们也需要用到多通道神经微电极阵列，但这里的需求与上面提到的神经科学研究的需求是不一样的，并且我们的要求要宽松得多。这是因为出于控制外部设备如机械手臂的目的，我们不需要获得对相应神经回路的范围全面、细节周到的空间采样，即我们不需要以上述空间采样定理为目标；只需要采集到与手臂运动控制对应的最稀、最小的特征时空信号图谱。举个直观的例子，神经科学研究的目标是获得一个高清的图像，以了解这个图像里的每一点细节，从而提炼出图像里显示的一般规律；而脑机接口所需的仅是这个图像的轮廓信息，甚至不需要完整的轮廓，用以进行基本的物体辨识。所以，脑机接口对神经微电极阵列在电极密度、电极数量，以及电极空间跨度上的要求要低得多；这对于设计和加工用于长期植入、小体积、通道数有限、低功耗的脑机接口专用微电极阵列来说非常有益。至于如何确定这个最稀、最小的特征时空信号图谱的采样位置、密度和范围，在目前还无法获得高清的神经回路结构和信号传递图的情况下，则需要较多地依赖现有的实验数据来摸索。

7.3 用微加工方法制造多通道神经微电极阵列

最早的多通道神经微电极阵列是手工组装的微针阵列电极，电极的传感部分在微针的针尖上，其他部分是电绝缘的。经过不断改进，直至今日，这种电极在神经电生理实验中仍然经常使用。这种手工组装的微电极阵列的缺点如下：1）一个阵列与另一个阵列出厂设置的电极的相对位置在微米级别上并不能保持一致；2）由于微针的针柄较长，在插入弹性的神经组织以后，设计的针与针之间的固定间距无法保持。这就导致无论是用同一个阵列还是用不同的阵列，在不同的动物上都很难重复相同的实验结果。另外，由于一个阵列在插入神经组织以后，各个电极间的相对距离发生变化，且无法得知这些电极的实际位置信息，使得在解以上所说的逆问题时会造成很大的误差甚至错误的结果。于是，神经科学界迫切需要一种能够保证加工制作的空间精度且插入神经组织后不会变形的神经微电极阵列。这一需求被用加工集成电路的微加工工艺在硅材料上制作的神经微电极阵列满足了。

在第 4 章中我们了解到，1958 年在德州仪器工作的 Jack Kilby 在硅片上发明了第一块集成电路，并且在 1969 年因此获得了诺贝尔物理学奖。随着加工制作集成电路的超净间设施和工艺的发展，从 1970 年开始，美国密歇根大学 Kensall D. Wise 教授的团队利用集成电路的设计和工艺在硅片上设计、制作了一维和二维的神经微电极阵列，开发出了著名的"密歇根电极"系列，如图 7-1 所示。原本用于制作传统集成电路芯片的设计方法和加工工艺，被创造性地用来设计和加工这种一维或二维的神经微电极。我们可以认为这些电极就是外形奇特的芯片：电极上的传感触点（即电极）、导电线、绝缘层和连接触点均是芯片设计和加工中常见的形式、材料和工艺；电极阵列的外形尺寸则是根据神经科学实验的需求进行定制的；在将整个硅片磨薄以后，最后将电极阵列从承载的硅片上刻蚀和切割出来。这样制作的电极阵列尺寸规范统一、加工精度高、外部接线也整齐方便。借助于专门的插入递送装置，就可以快速地将电极阵列送入神经组织的特定位置和深度。

2004 年，Daryl R. Kipke 和 Kensall D. Wise 教授在密歇根大学所在地的安娜堡成立了名为 NeuroNexus 的公司，专门用于商业化密歇根电极技术，以支持神经科学、神经药理学的研究和脑机接口技术的发展。他们的产品被广泛应用于科学实验室、大学研究机构和医学研究中心的动物实验中，但由于设计和材料的局限，目前尚未被 FDA 批准用于人体试验。

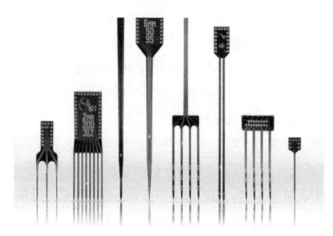

图 7-1　NeuroNexus（密歇根）电极系列。图片来源于 NeuroNexus，经授权

7.4　犹他电极阵列的故事

另一种同样用硅片经微加工工艺制作的神经微电极阵列是著名的"犹他（Utah）电极阵列"。在 21 世纪初，这种电极被 FDA 批准用于人体植入试验，随即将侵入式脑机接口技术的发展推向了高潮。

作为新型神经微电极的研发者，我始终将犹他电极的成功故事视为效仿的典范。可以说，这一电极的开发、改进和人体应用代表着神经工程领域在过去 30 年至少一半的发展历程，也是他的发明人 Richard A. Normann 教授整个学术生涯的主要研究内容。

Richard A. Normann 的本、硕、博都是在加州大学伯克利分校度过的，并于 1973 年取得博士学位，之后在国立卫生研究院（NIH）工作了 6 年，1979 年开始在犹他大学的生物工程系任教。在领域内，他的同辈都亲切地叫他的小名"Dick"。他关于犹他电极的工作最早见于 1987~1989 年的多篇 IEEE 会议论文，后来被较系统地整理到几篇期刊论文中，其中包括 1991 年发表在 *IEEE Transactions on Biomedical Engineering* 和 1992 年发表在 *Annals of Biomedical Engineering* 的两篇；这两个期刊都是生物医学工程领域的专业杂志，在领域内大家是很认可的。

上面一节提到，在 20 世纪 70 年代，密歇根大学的 Kensall D. Wise 教授就开始用加工芯片的材料和工艺来制作神经微电极了。到 20 世纪 80 年代末，用微加工方法制作的神经微电极也有好几种，但 Normann 教授的电极之所以能够脱颖而出，并在日后超越密歇根电极进入临床试验，还要归功于这种电极在机械结构和电学性能上的稳定性。关于这一器件上的优势，Normann 教授在他们的早期开发中也是非常强调的。

犹他电极阵列是在一块 2 mm 厚的硅板上一体化加工制作的，通过标准的芯片加工工艺，同一块硅板上可以同时制作多个电极阵列。每个电极阵列为 4.2 mm × 4.2 mm 的正方形，如图 7-2 所示。4.2 mm × 4.2 mm × 2 mm 的硅板被机械和化学刻蚀成一个 10×10 的硅微针阵列，其中四个角上的电极作为接地电极，其余 96 个电极作为记录电极。每个微针约有 1.5 mm 长，底部直径为 80 μm，尖部直径为 15~30 μm，微针间的间距为 400 μm，整个微针阵列立在 0.5 mm 厚的基座上。每个微针尖部被镀上铂金作为电极，其余针身部分用 Polyimide 或 Parylene C 涂层进行绝缘保护。电极阵列与外部的电连接通过基座背面的焊接导线实现。后期的工艺改进使用了绝缘性更好的玻璃材料以增强微针基座之间的电绝缘，但标准犹他电极阵列的整体外观基本保持不变。每根微针电极之所以设计成 1.5 mm 长，是因为这些微针电极要植入大脑皮层，且一般大脑皮层内电记录的目标是位于脑微柱第 5 层、距离大脑表面 1.5 mm 深的椎体细胞体（参见图 6-1）。电极针尖的尺寸也与椎体细胞体的尺寸相当，这有利于检测到高质量的单个椎体细胞的细胞外动作电位。在之后衍生出的设计中，也出现了用于外周神经记录的斜面微针阵列（Slanted Electrode Array），其中每排微针的高度逐渐减小；这是为了在同一根神经的不同深度同时进行信号记录而设计的。

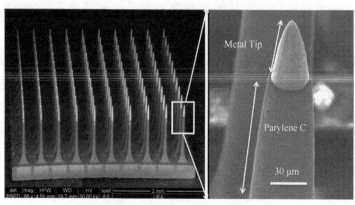

图 7-2　犹他电极阵列及其微针电极显微图像。
图片来源于参考资料 [50]，Copyright © 2015 IEEE，经授权

除了整体性结构优势外，犹他电极在神经工程领域的成功离不开 Normann 教授的技术推广策略。在密歇根电极和犹他电极出现以后，它们的目标用户——神经科学家一时间很难接受这样的新型工具。所以，在早期的电极开发中，开发者们不但要不断完

善电极设计和加工本身，还要通过与神经科学家的合作，一方面获得使用者的反馈从而对电极的设计进行改进，另一方面还要通过典型应用案例的展示来宣传、推广这种新型工具。犹他电极走过的路就是这样的。

2010 年，我在博士快毕业前去加州长岛参加了"神经接口会议"。返程的时候，在长岛的小机场遇到了 Dick，在登机前跟他聊了一个多小时。我问他，像我们这样做神经电极的，在自己的研究团队中最缺什么技能？他说，我们最需要的是能够把我们的器件用在动物或人的实验中的人，这样的人最好是我们自己或自己实验室的学生；当我们自己能够使用或演示使用自己开发的电极时，我们将最清楚使用者的真实需求，也最容易了解电极的设计是不是能够有效地满足这种需求。此外，我们最了解自己开发出来的电极，这对我们摸索出最佳使用方法很有帮助；当我们能够把自己电极的优越性能通过动物实验的结果展示给领域内的其他同行时，其他人才会跟随我们一起使用这种电极。受到 Dick 建议的启发，我在随后的博士后研究阶段，特意学习了小动物的神经外科手术，专门进行神经电极的植入实验。

Normann 教授为了进一步推广他的犹他电极，之后与 Brian Hatt 一起成立了一家名叫 Bionic Technologies 的公司。在 2002 年，这家公司与当时圈内的明星公司 Cyberkinetics 合并，之后在 2008 年 Cyberkinetics 破产的时候，它的犹他电极业务分离出来，成立了后来的 Blackrock Microsystems（现更名为 Blackrock Neurotech），专门用于提供犹他电极的相关技术产品。在 21 世纪初，犹他电极获得了 FDA 的临床试验许可，并在随后的十几年时间里一直是市场上同类技术产品中唯一获得 FDA 临床试验许可的。这就使得在 2010 年后爆发的侵入式脑机接口的研究热潮中，人体实验工作使用的基本上都是来自 Blackrock Microsystems 的犹他电极。迄今为止，犹他电极已经在 30 多位残疾人身上得到了应用。这一市场很小，Blackrock Microsystems 不为赚钱，但犹他电极及其人体脑机接口应用代表着一种高科技的存在。

第 **8** 章

侵入式运动脑机接口

对侵入式脑机接口的探索，一方面来自基础神经科学研究成果的推动，另一方面来自对超越 EEG 脑机接口的更强大功能的追求。本章将回溯侵入式脑机接口技术的早期发展，讲述这种技术集中于开发运动脑机接口的客观历史原因。为了针对瘫痪和伤残的病人开发运动脑机接口，我们首先需要回答运动想象的信号是否存在于大脑之中。在回顾大脑功能区域图谱的发现历史后，我们将着重讲述 Phillip R. Kennedy 博士领导的最早的人体侵入式运动脑机接口实验，以及他自己的疯狂故事。

8.1 侵入式脑机接口的主要应用场景

在侵入式脑机接口的发展历程中，最早出现的是 1978 年被称为 "Dobelle Eye" 的视觉脑机接口的构想和尝试。它试图通过外置的摄像头获取图像，将视觉图像转换成二维电刺激序列，然后直接作用于视觉皮层，用于帮助失明患者恢复视力。这是因为到 20 世纪 70 年代，前期的科学研究对视觉的成像机制有了较为清楚的揭示，即视网膜对图像的接收在传递到视觉皮层时，有空间上一一对应的二维映射；另外，视觉皮层面积较大，较容易进行放置电极的手术操作。直至今日，视觉脑机接口仍然是脑机接口领域的热门研究方向，并且演化出多种不同的设计方案，我们将在第 16 章中进行详细介绍。

脑机接口的另一个主要类别是运动脑机接口。曾经有人对全身瘫痪的病人群体做过一个个人需求的调查，虽然恢复基本的运动自理能力仅排在病人需求列表的第三位，科学家们仍然将运动脑机接口作为研究的首要目标，因为恢复丧失的运动功能是对提高瘫痪病人生活质量最积极的帮助。所以，无论是非侵入式还是侵入式，运动脑机接口的研究都渐渐成为最主要的方向，其中尤其以恢复手臂的功能最受关注。

我们在之前也提到过，脑机接口的科研资助主要来自与支持医学研究相关的政府基金委，比如美国的国立卫生研究院、国防高级研究计划局和退伍军人事务部（后两者更关心让断肢或受伤的退伍军人能够更好地使用假肢），所以多数脑机接口的研究都针对瘫痪和伤残病人开发帮助他们恢复运动功能的医疗器械。

8.2 人脑运动感觉皮层的结构和功能

19 世纪末，苏格兰神经科学家 David Ferrier 用动物实验的方法对大脑皮层的运动和感觉区域进行了研究。通过在猴子大脑的不同区域上用局部电流进行电刺激，然后观察相应的身体反应，Ferrier 初步建立了称为"运动皮层"的大脑区域与身体各部位肌肉运动控制之间的对应关系图。Ferrier 的实验结果支持当时兴起的关于大脑功能分区的理论。这一理论认为，身体不同部位的功能有相应的大脑区域与之对应。Ferrier 的实验方法和结果为之后研究并确定大脑皮层的功能图谱奠定了基础。Korbinian Brodmann 和 Wilder Penfield 等人在他的研究基础上，继续深化我们对不同皮层区域的专门功能的理解。

Korbinian Brodmann 是德国的神经学家，他因绘制了著名的"皮层地图"而闻名。Brodmann 采用组织切片的技术，观察不同皮层区域神经细胞的形态和分布特征，然后将这些区域进行了编号，将大脑皮层划分为由 52 个不同区域组成的皮层地图，这些区域通常被称为"Brodmann 区域"。每个区域都具有特定的细胞结构和功能特征，这些特征与不同的感觉、运动和认知功能相关。Brodmann 区域的命名和编号使研究人员能够更清晰地将特定的身体功能与大脑皮层的特定区域联系起来。

Wilder Penfield 是加拿大的神经外科医生，在 20 世纪中期主要进行皮层功能的研究，通过类似 Ferrier 的皮层电刺激方法，他在接受癫痫治疗并进行脑部手术的清醒患者身上进行实验。在这些手术中，他使用微小的电流刺激大脑皮层的不同区域，并观察患者的反应。这使得他能够绘制出大脑皮层的功能区域地图，并确定负责运动功能、感觉知觉、语言以及其他认知过程的区域，如图 8-1a 所示。Penfield 与 Herbert Jasper 合作创建了称为 Penfield-Jasper Homunculus 的人类运动、感觉皮层的地图（图 8-1b），展现了大脑对不同身体部位的表征方式。Penfield 的工作进一步发展了我们对人的大脑结构和功能定位的理解，他的研究成果对推动神经科学和神经外科学领域的发展产生了重要影响。

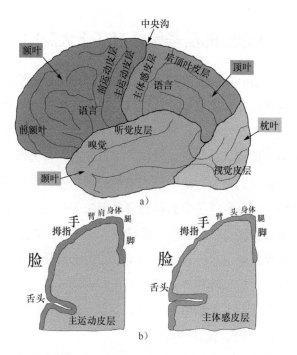

图 8-1　a）人类大脑皮层的功能区域图。b）主运动皮层与主体感皮层的身体部位映射图。a 所示为左脑半球，左主运动皮层输出的控制信号和左主体感皮层输入的感觉信号对应于身体的右半部分。在 b 中指示身体部位的字体的大小对应于该身体部位在该皮层位置的投射区域的大小。可以看出，手和脸部在主运动皮层与主体感皮层均有最大的投射面积，表明该身体部位所受的运动皮层的控制更加精细或传入体感皮层的感觉更加精细

从图 8-1 中可以看到，在我们大脑的中央沟两侧，有两个窄长的带状区域，分别对应主运动皮层和主体感皮层。在每个皮层中，身体各个部位都有相应的映射表征，并且与精细运动控制或高敏感度的身体部位对应的皮层区域比例较大，比如与手对应的皮层区域的比例要比我们身体的真实比例大很多，这一地图特征为在与手臂对应的主运动皮层区域植入微电极，从而开发利用手臂运动进行控制的脑机接口提供了便利。

8.3 运动想象的信号是否存在于大脑中

在第 7 章中我们了解到，运动在执行时的控制信息存在于大脑运动皮层内相应的身体部位区域。然而，运动脑机接口系统是针对瘫痪病人开发的，这类用户丧失了肢体的运动能力，他们将如何使用这样的运动脑机接口呢？有趣的是，当人体在缺失肢体或肢体瘫痪后，大脑运动皮层相应的区域仍然保留着绝大多数运动控制功能，只是这些中央控制信号无法传递到肢体而已。并且研究发现，仅仅是想象肢体的运动，大脑的运动皮层也会产生相应的运动控制电信号。这些神经元层面的电信号可以使用植入皮层内的神经微电极阵列来记录。但正如在第 6 章指出的，这些信号所含的信息无法在 EEG 中体现，这就是高性能的脑机接口只能通过植入电极来实现的原因。

在本书的第三部分，我们将了解如何利用从手臂的运动皮层记录到的神经元的电活动信息来重建肢体运动，并在机械手臂上呈现出来。为了了解这一技术发展的自然过程，在这一章，我们先了解早期侵入式运动脑机接口的发展，即利用运动想象使运动皮层产生信号来简单地控制计算机屏幕上光标的移动。

8.4 早期的侵入式运动脑机接口

在 20 世纪 60 年代，耶鲁大学的西班牙裔神经科学家 José Delgado 在西班牙科尔多瓦的斗牛场上，进行了一场引人注目的大规模演示。Delgado 在一头公牛的中脑部位植入了一个称为 "stimoceiver" 的遥控电刺激器。当他挥动一块红色斗篷激发公牛接近时，他按下了遥控器上的两个按钮：第一个促使公牛停下来，第二个让公牛转身朝着一堵墙奔去。虽然 Delgado 一直想将他的脑刺激器用于人体，并且于 1970 年在几个患有精神疾病的人身上进行了尝试，但他的超前工作在社会上引起了恐慌，随后他的研究项目在争议和出乎意料的科学困难中失去了经费支持。直到 1997 年，美国 FDA 才正式批准将深部脑刺激用于特发性震颤症和帕金森病的治疗。

　　最早的人体侵入式运动脑机接口来自 Phillip R. Kennedy 博士的工作。Phil 在美国埃默里大学读博士的时候发明了一种玻璃漏斗神经微电极。当他从《自然》的一篇论文中得知，一段植入大脑里的外周神经片段可以诱导脑内的神经元将轴突长进这段神经时，他把实验用的外直径 1 mm 的玻璃管经过加热拉伸，切割出一个 2 mm 长的微型玻璃漏斗，如图 8-2 所示。Phil 在这个玻璃漏斗内

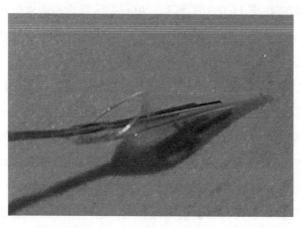

图 8-2　Phillip R. Kennedy 博士发明的玻璃漏斗神经微电极。纯手工制作，玻璃漏斗长约 2 mm，用于埋入灰质层。植入前，会在玻璃漏斗内插入一段自体坐骨神经片段，或载入诱导神经生长的物质以取代神经片段；然后，在玻璃漏斗的后部再插入二到四根金丝电极。这是目前已知的在大脑中生物兼容性最好的植入式神经微电极。图片来源于参考资料 [56]，Copyright © 2008 Elsevier Science B.V.，经授权

插入了一段坐骨神经片段，然后在漏斗的后部插入了两根用聚四氟乙烯涂层绝缘的金丝导线，金丝的尖端经打磨暴露，作为一个双极电极在漏斗内一字排开。他把这种电极称为 neurotrophic-cone 电极。

这种将玻璃细管加热后拉伸成更细的玻璃管状微针，然后在里面放置金属丝的操作，属于神经电生理实验室制作玻璃管微电极的常规方法。但 Phil 的创新点在于将锥尖切割下来并将一段外周神经放置在锥尖内，然后再在锥尖内排置金属丝电极。通常玻璃微管电极内部填充的是生理盐水，用来进行持续 2 小时以内的短暂细胞内电记录。而 Phil 把他的玻璃漏斗电极植入实验动物的大脑，令他惊喜的是，这种电极的体内使用效果非常好，甚至是已知的植入式脑电极中长期使用效果最好的，可以在脑内使用多年，几乎没有免疫排斥反应。

我们将在第 11 章中了解到，免疫排斥反应是造成植入式神经微电极无法长期使用的最大问题，而 Phil 的玻璃漏斗微电极似乎规避了这一问题，主要原因在于他使用了那段坐骨神经，使得这种电极能够更好地被周围的脑组织所接纳，并被固定在植入位置，而且那段外周神经将周围脑神经元的轴突诱导生长进漏斗内，能够与内置的金丝电极长期保持稳定的近距离。此外，玻璃漏斗在内置的电极和长进来的神经轴突周围形成了一个绝缘隔离，起到了放大细胞外动作电位的效果。

但与犹他电极和密歇根电极相比，这种电极的不足之处也很明显：首先，每个电极都是手工制作的，电极与电极之间的尺寸不能保持一致；其次，电极的数量非常有限，每个玻璃漏斗电极内只有 2~4 个电极；第三，要想实现最好的融合效果，需要采集病人的一段几毫米长的外周神经，这会对采集部位造成功能性损伤。

从埃默里大学获得医学和工学双博士学位后，Phil 在与埃默里大学临近的、我读博士的学校佐治亚理工学院开始了教授生涯。但在 1987 年，他辞掉了佐治亚理工学院的教授职位，并在亚特兰大创办了一家名为 Neural Signals 的公司，专门研究基于玻璃漏斗电极的侵入式脑机接口技术。1988 年，他将他的玻璃漏斗电极植入猴子的大脑内，建立了第一个颅内运动脑机接口。随后经过近 10 年的动物实验验证，玻璃漏斗电极终于拿到了 FDA 的人体临床试验许可。在 1998 年，一名完全瘫痪的脑干中风患者 Johnny Ray 接受了 Neural Signals 的基于玻璃漏斗电极的脑机接口设备的植入手术，成为世界上第一例人体侵入式运动脑机接口实验（世界上第一例人体侵入式脑机接口实验应当是 1978 年的 Dobelle Eye 视觉脑机接口，但这一实验未取得成功）。

Johnny Ray 是一名 52 岁的越战老兵，曾在脑干底部遭受中风。这次中风使得他需要呼吸机的辅助、长时间卧床、全身瘫痪，只保有面部和肩部轻微抽动的能力。他可以通过眨眼两次表示"是"和一次表示"否"来回答简单的问题。2002 年秋天，他因脑动脉瘤去世。

在这次人体植入试验中，玻璃漏斗内的坐骨神经被具有神经诱导作用的细胞外基质蛋白替代，且插入了两根导线，构成了一个双极的差分电极。这个玻璃漏斗电极被植入在主运动皮层手部区域 2 mm 深的地方，电极通过导线连接到头皮下、固定在头骨上的放大器和无线发射器，电源通过无线电感技术提供，记录的信号被传送到附近的接收器并被处理，以操控病人面前的计算机显示器上的光标。

在经过数月的训练后，Ray 通过想象手部运动控制光标在计算机屏幕上移动，来选择软键盘上的字母。当光标移动到要选择的字母上时，Ray 通过抽动他的肩膀来按下鼠标键进行选中。通过这种方式，Ray 可以缓慢地打字、拼写，或将拼出的短句合成语音播放出来。这是世界上首例人体侵入式运动脑机接口的临床验证，Phil 将接入脑机接口的 Ray 称作世界上第一个"半机械人"（cyborg）。

随后，相关的研究工作发表在 2000 年的 *IEEE Transactions on Rehabilitation Engineering* 杂志上。这次一共报道了包括 Ray 在内的 3 名受试者的使用情况。其中，第二名受试者由于伤口无法愈合，不得不将试验中止，并将植入的电极系统取出；而第三名受试者由于之前固有疾病的迅速恶化，致使脑机接口无法使用。

由于 Phil 早期的系统只有一个差分电极通道，能够实现的控制复杂度非常低。在随后的改进升级中，Phil 的团队逐渐将电极导线的数目增加到 4 根，甚至 6 根。

由于以上研究工作是在公司完成的，出于商业机密的考虑，对于很多技术细节，Phil 的团队在他们早期的论文中并没有详细介绍。关于最新的玻璃漏斗电极的制作和植入的较为详细的介绍，直到 2008 年才发表在 *Journal of Neuroscience Methods* 杂志上。

8.5 Phillip R. Kennedy 博士的故事

我在 2009 年寻找暑假实习机会的时候，去 Phil 的 Neural Signals 公司面试过，但后来由于实习签证的问题未能去他的公司。

当时，Phil 热情地向我介绍了他们的研究工作，并带我参观了玻璃漏斗电极的制作室和样品。后来在学术会议上，我还碰见 Phil 几次，有一次他还亲自站在自己的研究海报前讲解自己的研究工作。当他看到我时，就和蔼地上前问我现在在哪里、做什么，还问了我的博士导师怎么样，俨然不像一个 60 多岁老人的样子。

Phil 出生在爱尔兰，后来移民美国，成为一个神经外科医生，在做研究的同时，他一直在他的神经科诊所里接诊病人。他是一个腼腆、认真而又刚正的人，有时候还会有些偏执，一派学究样。他的科研符合美国南方节奏慢、与世无争的风格，但他做起事来又非常严谨。他的文章总是不紧不慢地发表在一些领域内的传统学术期刊上，反响也不温不火。然而他并不在乎这些，仍然按照自己的风格习惯，做着自己爱做的事情。他不为追逐科研经费而去改做国防部门想要的控制机械手臂的脑机接口研究，他更在意为像 Ray 那样完全失去与外界交流能力的瘫痪病人提供一种交流工具。他经营的 Neural Signals 公司其实是按照私立研究实验室的模式经营的，无论从人数和日常工作来看都是如此，或许他不懂得如何经营公司，抑或他其实只是想做一个经营非营利性实验室的纯粹科学家。

Phil 在 1998 年因 Ray 的案例而获得了研究生涯的高光时刻，但在 2000 年以后以犹他电极和机械手臂控制为主流的侵入式运动脑机接口的激烈竞争中，他的脑机接口方案渐渐地落伍了。在 2004 年，他尝试了第四位受试者，这次他将电极植入控制语言表达的 Broca 区域，但由于全身瘫痪的受试者无法说话和交流，Phil 无法准确地训练他的神经解码算法，加之受试者自身的健康状况恶化，这次实验又无法继续进行了。之后，他的研究项目又遭受了一系列打击，包括研究项目经费无法续签、之前的手术合作者去世，以及 FDA 撤回了他的玻璃漏斗电极的临床试验许可，在新的审批规则下要求他提交新的能够证明植入器件安全的数据。在 2010 年以后，为了继续语言通信脑机接口的研究，Phil 急需一个能够说话的受试者，以便有机会通过语言发音和对应的神经活动来训练他的神经解码器。在既没有研究经费，又没有 FDA 临床试验许可的窘境下，他决定亲自出马、放手一搏。

出于绕过美国 FDA 监管规则的原因，2014 年 6 月 21 日，66 岁的 Phil 躺在南美洲伯利兹城一家医院的手术台上，准备进行将三个玻璃漏斗电极植入自己的语言运动皮层的手术，为此他向手术医生支付了三万美元的费用，他要以一个健康人的身份来担当自己发明的语言通信脑机接口的形象大使。整个手术持续了 11 个半小时，虽然这个手术看起来没有什么问题，手术过程中也没有大出血。但不幸的是，Phil 在康复的过程中出现了异常，他丧失了语言能力，不但无法说话，就连在书写时写出的也是语无伦次的东西，这看起来像是典型的 Wernicke 或 Broca 区域受损后的症状——植入的电极好像破坏了他大脑的语言理解和表达功能。

幸运的是，几天后 Phil 的语言表达能力开始渐渐恢复，说话尽管仍然有些吃力和停顿，但他开始能够较流利地说话了，他之前的失语症只是手术后电极植入部位肿胀引起的，消肿之后，他并无大碍。几天后，他已经回到亚特兰大开始在他的诊所里接诊病人了。

在随后的几个月里，Phil 耐心地等待着他的脑神经元轴突长进那三个玻璃漏斗电极内。当年 10 月，他再一次来到伯利兹城，接受了将一个"老式"的信号放大器和无线收发器与电极连接并植入在头皮之下的第二次手术。这次小手术进行得很顺利。当 Phil 回到亚特兰大后，他迫不及待地开始了自己的数据采集：他说一些事先准备好的句子，然后将相应的神经信号和语音同步记录下来。

然而不久，新的状况又出现了。由于老式放大器和无线收发器尺寸较大，他头皮上的伤口无法被完全缝合。在第二次手术后的第 88 天（2015 年 1 月 13 日），他不得不在亚特兰大的一家医院接受手术，将植入的微电子器件取出。为防止无法预料的状况发生，医生只是切断了与电极相连的金丝导线，并将导线和微电子器件取出，而那三个玻璃漏斗电极被永远地留在了 Phil 的脑组织里。

由于电极数目非常有限，他的语言脑机接口的功能也非常有限。当 Phil 最终在 2015 年 10 月的神经科学学会年会上报告自己的数据结果时，同行的反应褒贬不一，有人觉得他是英雄，有人觉得他是疯子。尽管让他的身体留下了一个小遗憾：当第二次手术在头皮下植入微电子器件时，手术器械伤到了他的一根面部神经，导致他无法抬起左边眉毛。然而无论如何，Phil 的这一壮举又一次让他载入了史册。迄今为止，他是第一个，也是唯一一个曾植入侵入式脑机接口的健康人。

在随后的日子里，这位将近 70 岁的老人仍然孜孜不倦地计划改进他的电极和植入微电子器件，以期重新获得 FDA 的临床试验许可和科研基金，以继续他的语言通信脑机接口研究。在 2021 年，Phil 的故事被拍成了一部叫作 *Father of the Cyborgs* 的纪录片。

最近，Elon Musk 的 Neuralink 公司的 The Link 脑机接口系统

获得了 FDA 的临床试验许可，开展临床试验的时间还不长。这里需要提醒的是，Phil 在植入他的脑机接口时遇到的意外风险，在 Neuralink 的临床试验中同样会存在，开发者们依然需要在摸索中前进。

第三部分：快速发展期

（2000 年~现今）

"一个人需要的不是勇敢，而是耐心。"

—— 约翰·斯坦贝克

　　侵入式脑机接口的人体试验研究一经触发便不可收，在过去20 年里获得了迅猛的发展。在高涨的研究热情和政府的大力投入下，侵入式脑机接口系统的功能不断提升，然而机体对植入电极的长期免疫排斥反应成为临床商业化的拦路虎，新型的柔性神经微电极应运而生。

标志性事件：

- 2000 年，杜克大学 Miguel Nicolelis 教授的团队首次展示了将多通道微针电极植入猴子大脑以控制机械杆的脑机接口实验。

- 2002 年，布朗大学的 Donoghue 教授与他的合作者共同创立了 Cyberkinetics 公司，旨在将基于犹他电极的侵入式脑机接口技术转化为帮助长期瘫痪病人与计算机互动的产品。该公司由于后期临床试验失败，于 2008 年年底破产。

- 2002 年，Lawrence Livermore 国家实验室的、参与 Mark Humayun 教授领导的人工视网膜项目的生物医学微系统团队，研制了第一个柔性可拉伸电极阵列。2004 年，普林斯顿大学的 Sigurd Wagner 教授定义了可拉伸电子的新领域。

- 2004~2008 年间，纽约州卫生部 Gerwin Schalk 博士的团队开创了"借用"癫痫手术病人进行基于 ECoG 的人体脑机接口研究的方法。

- 2005 年，斯坦福大学 Karl Deisseroth 教授的团队发明了光遗传（Optogenetics）技术，为神经科学研究开创了一种独特又强大的工具。

- 2006 年，布朗大学 John P. Donoghue 教授的团队报道了一位四肢瘫痪的病人使用运动意图控制计算机光标和机械手臂的人体侵入式脑机接口研究。

- 2008 年，匹兹堡大学 Andrew B. Schwartz 教授的团队利用猴子实验，将运动脑机接口控制机械臂的精度进一步提高。

- Mark Humayun 教授的团队研制的、经由 Second Sight 商业化的人工视网膜产品 Argus Ⅱ 在 2011 年 3 月获得了欧盟的上市批准，并在 2013 年 2 月获得了美国的基于人道主义的设备的豁免批准。

- 2012 年和 2013 年，Donoghue 和 Schwartz 的团队先后报道了几乎相同的全身瘫痪病人控制机械手臂进行饮食的脑机接口系统。

- 2016 年，Battelle 纪念研究所与俄亥俄州立大学合作，验证了从大脑运动皮层获取的手臂运动意图信息可以被映射成手臂肌肉的控制信息，并通过功能电刺激来驱动病人瘫痪的手。同类型的另一项研究由凯斯西储大学的一个团队于 2017 年实现。2020 年，Battelle 纪念研究所与俄亥俄州立大学的团队承接了他们之前的研究，在人体上实现了具有触觉反馈的手臂运动脑机接口。

- 2016 年，洛桑联邦理工学院 Grégoire Courtine 教授的团队首次在恒河猴模型上搭建了完整的神经电子桥系统，他们将其称为"脑 - 脊接口"（Brain-Spinal Interface）。2023 年，该团队在一名全身瘫痪的病人身上实现了这一脑 - 脊接口系统，使得这位病人能够自主控制站立和自然行走。

- 2019~2023 年间，加州大学旧金山分校 Edward F. Chang 教授的团队在人体上实现了基于 ECoG 的高性能语言脑机接口。2021~2023 年间，斯坦福大学 Krishna V. Shenoy 教授的团队在人体上实现了基于犹他电极的高性能语言脑机接口。

- 2022 年和 2023 年，匹兹堡大学 Marco Capogrosso 教授的团队利用外加的开环颈椎脊髓硬膜外电刺激，分别在因脊髓损伤或脑梗而瘫痪的猴子和病人身上实现了对手臂控制的增强效果。

第 **9** 章

运动想象或意图是否可以
用来控制机械手臂

美国国立卫生研究院（NIH）和国防部高级研究计划局（DARPA）一直是侵入式脑机接口研究的主要经费支持者。DARPA 早在 1970 年就开始投入用 EEG 进行通信的研究项目，旨在通过脑机接口技术提高士兵的战斗力或为伤残士兵提供更好的康复系统。而 NIH 更关注使瘫痪病人能够控制机械手臂和使截肢者能够使用智能假肢来提高生活自理能力。在研究经费的巨大导向作用下，让病人使用运动想象来控制机械手臂的应用场景成为一个热门的研究方向。

9.1 探寻手臂运动的控制信息源头

我们在第 7 章中了解到，早期的猴子实验研究发现，在手臂运动的执行过程中大脑运动皮层里神经元群落的电活动对运动的方向进行编码，并且电活动的发生先于运动的执行。那么，是否可以在运动皮层找到并提取手臂运动的完整控制信息呢？

2000 年，杜克大学 Miguel Nicolelis 教授的团队在《自然》杂志上发表文章，首次展示了将多通道微针电极植入猴子大脑以控制机械杆的脑机接口实验。所植入的电极阵列含有 16~32 根直径为 50 μm 的微针电极。他们使用多个这样的微电极阵列，在猴子自由活动手臂时，从前运动皮层、主运动皮层和后顶叶皮层区域记录了大范围的神经元群落的活动（共记录 50~200 个神经元），通过应用线性和非线性算法对采集到的神经元群落的信号进行解码，成功地实现了对简单一维和三维手臂运动轨迹的准确实时预测，并实时控制一只本地和一只远程的机器械手臂做出相应的运动。

从所获得的运动控制信息的丰富程度来说，同时从以上三个相关脑区记录神经元群落的活动所获得的信息存在很大程度的冗余，这种冗余在一定程度上可以弥补对信号源位置的不确定和空间采样密度的不足。但用于人体的侵入式脑机接口需要找到最佳电极植入位置，并且使用最少数量的电极阵列。

这个实验证明，手臂运动的细节信息存在于大脑皮层中与运动相关的区域，并且通过足够多通道的空间采样，可以捕捉到含有这些信息的神经元群落的电活动，然后通过机器学习的解码算法，将相关的运动学参数信息提取出来。

9.2　运动想象或意图的信号位置

由于运动脑机接口目前主要针对肢体瘫痪或缺失的病人，我们需要确认运动想象或运动意图也在大脑的特定区域存在相应的神经元电活动。其实，运动想象和真实的运动意图还是有区别的。如果人的手臂能正常活动，那么想象自己的手臂运动但并不实际活动，这样的过程在大脑的前运动皮层和前额叶发生，这两个区域参与规划和协调复杂的运动序列，帮助设定目标、制定决策以及确定如何执行特定的动作，包括肌肉的协调和运动的顺序。当然，在真实执行运动中，运动前的规划也是在这两个区域发生的。另外，运动想象还会引起体感皮层相应的电活动，但由于运动没有被实际执行，这一区域的电活动的完整性和质量不能得到保证。

当真正发出运动意图时，主运动皮层将负责执行肌肉运动的指令，然后将信号传递到脊髓，最终导致肌肉的收缩和运动。对于瘫痪或截肢病人，运动指令是可以从大脑发出的，只是无法经脊髓或肢体神经传递到执行部位的肌肉。另外，对于非先天瘫痪或截肢的人来说，大脑与运动相关的链式活动是经过训练加固且持久保存的。所以，对于这类使用者，神经电极可以植入主运动皮层，或同时植入前运动皮层和前额叶以提取更丰富的运动相关信息。

在规划电极的植入位置时，经常会先使用功能核磁共振成像（fMRI）来确定使用者发出相应手臂运动意图时的强相关皮层活动位置点。比如，接受 Phil Kennedy 博士的脑机接口的第一例病人 Johnny Ray，就是通过功能核磁共振成像在主运动皮层的手部区域选取的最佳电极植入点。

9.3　基于运动想象或意图的脑机接口

Phil Kennedy 博士在 Johnny Ray 的主运动皮层的手部区域植入一个双极玻璃漏斗微电极后，仅能检测出非常有限的与手臂运动意图相关的信息。因而他的脑机接口系统仅能控制计算机光标的一维左右移动，而无法实现更为复杂精细的运动控制。

到 2000 年，犹他电极技术已经发展得相当完善了，并且积累了大量的动物实验数据。于是，将这一电极阵列用于实现高信息通量的脑机接口系统，便成为一种很自然的选择。侵入式脑机接口发展到现在，已经形成了一个较为完善的生态系统。通过回顾，我们可以发现，只有有了前期微型高密度电极阵列的发明和发展，后面的高端人体脑机接口系统才得以实现和开始快速迭代。在犹他电极开发的早期，又有谁会想到这样一种看似古怪的器件会在十几年后成为开启一扇新大门的钥匙？在我们羡慕一个技术生态和重视终端技术应用的今天，也要为明天的新技术生态提前培育基础技术的幼苗。今天看似过不去的"卡脖子"应用技术，在多少年前可能曾是不起眼的，甚至被质疑的无用基础技术。

2002 年，布朗大学 John P. Donoghue 教授的团队和当时还在圣地亚哥神经研究所的 Andrew B. Schwartz 教授的团队，都训练恒河猴使用运动意图脑机接口来分别追踪计算机屏幕上的二维和三维视觉目标，他们使用的都是犹他电极。

2006 年，布朗大学 John P. Donoghue 教授的团队在《自然》杂志上发表文章，报道了一位四肢瘫痪的病人 MN（代号）使用运动意图控制计算机光标和机械手臂的脑机接口研究。MN 在三年前因脊髓高位受损全身瘫痪。一个犹他电极阵列被植入在他的右侧主运动皮层的手臂区域，进行 96 通道的细胞外动作电位信号的记录，获得的神经元群落的脉冲信号中包含了他的左手臂运动意图的粗略的运动学时空模式图谱，通过解码和提取这些信息并将其映射到外部设备控制，MN 可以在计算机上查看电子邮件、操控电视，甚至对一个机械手臂进行简单的操控，如张合机械手。

在这一论文中，该研究团队特意强调，受试者 MN 在全身瘫痪三年后，他的运动皮层仍然保留着肢体运动的控制功能，并且在没有体感反馈和肢体无法移动的情况下，这种控制功能仍然可以被运动意图所激活。这一发现为全身瘫痪或截肢的病人使用运动意图脑机接口提供了原理性基础。另外值得注意的是，这一研究工作是由 Cyberkinetics Neurotechnology Systems 公司资助的。

在 2006 年《自然》杂志的同一期中，还有一篇来自斯坦福大学 Krishna V. Shenoy 教授的团队在猴子身上实现高效的计算机光标操控的侵入式脑机接口论文。一个犹他电极被植入在前运动皮层的手臂区域（注：前运动皮层是进行运动规划的），健康的猴子被训练用手在计算机屏幕前执行特定的物体追踪任务，猴子的手和眼的位置与相应的前运动皮层神经元群落的电活动被同时记录下来，用于神经信号解码算法的训练。这种特定的训练任务序列包括：1）让猴子将手按在计算机屏幕中央的黄色方块指示标记上，同时让其眼睛盯在一个品红色的十字标记上 200~400 ms；2）在屏幕上呈现需要触碰的视觉目标物体；3）经过一个 200~1000 ms 之间的随机延迟后（这个过程中猴子的手和视线被禁止移动），屏幕中央的黄色方块和品红色的十字标记消失，同时目标物体稍微变大，指示猴子开始去按目标物体；4）当猴子成功地用手按压到目标物体后，便会伴随一个提示音并给予果汁奖励。

在这种强化训练完成后，猴子的手被禁锢住，当任务程序指令再次出现时，在条件反射的驱动下，承载猴子手臂运动意图信息的神经元群落的电活动信号经解码算法后，用于控制计算机光标对屏幕上的目标物体进行追踪。通过采用一种直取目标终点的控制策略，而忽略在计算机屏幕上连续控制光标移动的过程，相较于之前控制光标移动的侵入式和非侵入式脑机接口系统，该算法在信息传输速率上提升了四倍以上。这种控制策略是基于之前的一个实验发现：在以上训练任务序列第三步的延迟中，前运动皮层神经元群落的活动会最终反映按触目标物体的手臂需要移动到的终点位置，从而可以从这段延迟期的神经元群落的活动中直接提取手臂需要移动到的终点位置信息，以直接将光标移到目标终点。因此，这一策略的效率来自于仅从延迟期的负责运动规划的神经元活动中直接解码出目标终点的位置，而忽略后期中间的运动控制过程。但是，这一算法无法应用在需要过程控制的机械手臂控制中。

2008 年，搬到匹兹堡大学的 Andrew B. Schwartz 教授的团队利用猴子实验，将运动脑机接口控制机械臂的精度进一步提高。他们在《自然》杂志上发表的文章中提到，从运动皮层记录到的神经元群落的电活动很好地保留了手臂运动的信息，此项工作首次证明，使用大脑皮层信号来控制多关节假肢设备，能够与物理环境进行直接、实时的互动。

实验中，两只恒河猴在右脑运动皮层的手臂区域被植入了一个微电极阵列（非犹他电极，也许是出于成本考虑），用于记录它们左手臂的运动控制信息。猴子首先被训练用左手操纵一个机械杆来控制一只机械手臂夹取食物，同步记录的运动皮层神经元群落的电信号被用来进行机械手臂夹取动作控制算法的映射训练。然后，猴子的双手被禁锢住，但在看到食物时的条件反射，使得猴子仍然试图用现在无法移动的左手臂操纵不存在的机械杆，以控制旁边的机械手臂来夹取食物。由于猴子运动意图的控制序列与之前手臂未被禁锢时的几乎一样（所不一样的是现在缺乏了手臂的真实运动以及与手臂运动相对应的感觉反馈，或者说现在有一种不自然且不一样的感觉反馈），手臂运动皮层神经元群落的电活动序列模式几乎与以前一样，所以将新提取的神经元群落的实时电活动模式，套用到之前训练好的机械手臂的控制算法中，就能像以前一样控制机械手臂的夹取动作。

这个实验中使用的机械手臂具有五个自由度：肩部三个、肘部一个和手部一个。在手部，有一个可以开合的、用于捏住食物的、类似两个手指的夹子设计。在这两个手指的距离中点，定义了机械手臂的一个控制映射点。猴子对放置在三维空间内不同位置的食物进行感知和运动筹划的神经元电活动信息，被用来控制这个映射点的空间移动速度。实时获取的运动皮层神经元群落的电活动被控制算法映射到机械手臂的两个控制参数上，即这个映射点的速度和手指夹的开合，以实现对食物的夹取和移动操作。

需要指出的是，由于猴子是被训练操纵一个机械杆来控制机械手臂夹取食物的，当它的手臂被禁锢住以后，在看到熟悉的食物场景时，它的大脑所复现的仍然是控制机械杆的动作流程，而非自然的手臂伸展、够取食物的动作。该研究团队只是将猴子试图操纵机械杆的运动控制信息映射到了机械手臂两个维度的相应控制上。

要想真正实现将较完整的手臂自然运动控制信息直接映射到机械手臂对应的控制维度上，即让机械手臂自然、忠实地表达使用者的手臂运动意图，则必须使用可以交流的人类受试者，以达到在训练中明确地直接执行特定任务的目的。

紧接着，在 2012 年和 2013 年，Donoghue 和 Schwartz 的团队在《自然》和《柳叶刀》杂志上先后报道了几乎相同的全身瘫痪病人控制机械手臂进行饮食的脑机接口系统。这两项研究中的受试者都是长期重度瘫痪的病人，使用的都是犹他电极（因为犹他电极是当时唯一被 FDA 批准可用于临床试验的多通道皮层神经电极阵列），并且拥有几乎共同的项目经费支持方，包括退伍军人事务部、NIH 和 DARPA。

Donoghue 教授团队的新晋领导者是神经外科医生 Leigh R. Hochberg。他们的研究有两名受试者参与：第一位编号为 S3 的受试者是一位 58 岁的女性，15 年前她在一场脑干中风中瘫痪，失去了肢体运动和说话的能力，但她的感觉通路是完好的，她保有一些头部运动和面部表情的能力，眼睛的运动是完好的，呼吸也是自然的。作为当年 Cyberkinetics Neurotechnology Systems 公司临床试验的参与者，S3 在这次实验开始前 5 年多就在左侧主运动皮层的手臂区域植入了一片犹他电极；在这 5 年里，S3 一直每周参与这个团队的常规实验，帮助开发、评估和改进他们的系统。

另外一位受试者 T2 是一位 66 岁的男性，他同样由于一场脑干中风而瘫痪，他不但失去了肢体运动和说话能力，还需要气管和胃插管以及白天使用的呼吸机。他的犹他电极是在实验开始前 5 个月植入主运动皮层的手臂区域的。

这项研究的目标是让瘫痪的受试者使用他们的手臂运动意图，来控制放在身边的仿生机械手臂在三维空间进行物体的够触和抓取。从运动皮层手臂区域记录到的多通道神经元的脉冲序列信号，经过阈值检测出来以后，生成的多通道时序图谱被用来解码和提取用于控制机械手臂的信号。与 Schwartz 的团队在 2008 年的猴子实验中一样，机械手臂的控制着眼于两个参数：位于机械手位置的映射点的速度（即手的速度）和手的张合。受试者的手臂运动意图引发的神经元的电活动，通过卡尔曼滤波器处理，连续更新机械手臂在三维空间中的运动速度。当受试者想象紧握手来抓握物体时，检测到的神经信号被用来闭合机械手。两名受试者均可在 10 s 左右完成够到和抓住物体的任务，成功率分别为 46%（S3）和 62%（T2）。

为了展示与一项日常生活技能相关的应用场景，S3 被安排伸出机械手臂从一个桌子上抓起一瓶咖啡喂送到自己嘴里，然后将瓶子放回桌子。由于系统的局限，受试者无法直接自主控制手的更精细的动作，根据具体场景，解码的闭手信号被用来执行事先编程好的四个动作之一，包括：1）合住手抓起水瓶；2）停止手臂移动并转动手腕将水瓶口递向受试者；3）转动手腕收起水瓶并允许手臂开始移动；4）将水瓶放在桌上并收回手。经过短暂的适应，S3 多次完成了这一任务。这是自瘫痪以来的 14 年时间里，她第一次能够自主地给自己喂水。另外值得注意的是，S3 的犹他电极是在 5 年前植入的，尽管不少电极通道已经不能用了，记录到的神经信号也比前几年微弱了（这两点导致她在以上抓取任务中的成功率比 T2 低），这一脑机接口系统仍然令人惊喜地实现了这一前所未有的功能。

在 Schwartz 团队的研究中，通过前期的功能核磁共振成像定位，两个犹他电极被植入一名 52 岁的名叫 Jan Scheuermann 的女性受试者的左侧运动皮层内，间距 14 mm，用于记录右手臂的运动意图。这名受试者在 13 年前因脊髓和小脑的退化疾病导致全身瘫痪，她的上肢完全失去了运动能力，但她的感觉系统是完好的。电极植入 10 天后，实验训练开始并持续了 13 个星期。在这期间，两个犹他电极每天共记录到 200 多个神经元的电活动。受试者被训练用自己的运动意图来控制一只有七个自由度的仿生机械手臂。这个机械手臂是之前在 DARPA 的资助下，由约翰斯·霍普金斯大学的应用物理实验室单独开发的，是当时世界上最先进的仿生机械手臂。

Jan 在训练的第二天就能够开始在三维空间里自由地控制机械手臂的移动了，但在前十周内仍需要在计算机的辅助下完成完整的控制流程。十周之后，她就可以独自操控机械手臂的所有七个自由度了。她控制机械手臂的能力是通过上肢功能的临床测量来评估的。随着训练时间的增加，Jan 的操控能力持续增强，够取物体的任务能够实现 91.6% 的成功率。她使用机械手臂的动作协调，技巧和速度几乎与健全人使用自身的手臂接近，她甚至演示了控制机械手臂给自己喂食巧克力。实验还发现，在 13 周的训练过程中，Jan 逐渐学会了主动调控自己的神经活动来适应这个脑机接口系统，以提高操控效果。

相较前一年 Donoghue 和 Hochberg 教授团队的实验结果，Schwartz 的团队实现了更加精准、高效和自然的机械手臂控制，这得益于：1）受试者的健康程度要好很多，有利于实验中的训练和任务执行；2）植入了两片犹他电极，可以获取更加丰富的手臂运动神经元的控制信息；3）植入电极的时间要新近很多，记录到的神经元数量和神经脉冲的质量要好很多；4）所用的仿生机械手臂的运动学特性更加接近人的手臂本身，因而与解码出的手臂运动神经控制信息更加匹配，实现的控制准确率和效率更高。

这两项研究证明，用一片或两片犹他电极从运动皮层内记录到的神经元群落的脉冲活动图谱中，包含足够多的手臂运动控制信息，这使得长期瘫痪和截肢的病人可以凭借运动意图，来操控仿生机械手臂执行较为复杂的手动技能，从而为以自然的使用方式改善他们的日常生活自理能力带来了希望。

这一时期的脑机接口系统的局限性包括：1）在控制仿生机械手臂的时候没有体感反馈，导致控制精度和速度都受到限制；2）完整的手和臂的运动功能还没有实现，尤其是复杂的手的功能仅被一个一维的夹钳操作所代替；3）实现的动作序列相对简单，且受限于严格控制的实验环境，动作仍存在缓慢、不够精准的问题；4）不能锁定特定的神经元群落来进行长期的记录，每天记录到的神经元数量都在波动，导致每天在使用前都需要对系统进行半小时左右的校准。

最后，两个研究团队都指出，使瘫痪的病人能够利用脑信号，通过功能电刺激重新驱动他们瘫痪的肢体，将是下一步发展的优先目标。

此外，加州理工学院 Richard A. Andersen 教授的团队在 2015 年报道了他们使用犹他电极，从一名四肢瘫痪的病人的负责运动规划的后顶叶皮层（见图 8-1a）记录并解码了运动规划信息，包括目标、轨迹和运动类型。这项研究证明，后顶叶皮层也可以作为运动脑机接口的控制信号来源。

9.4 我与 Leigh R. Hochberg 教授的邂逅

Leigh 与 Phil Kennedy 是埃默里大学的 M.D./Ph.D. 培养项目的校友。2006 年以第一作者在《自然》杂志发表了论文后，Leigh 逐渐成长为 Cyberkinetics 及其后续的 BrainGate2 脑机接口系统研究的活跃带头人。

我在 2013 年因寻找教职去布朗大学面试的时候遇到了 Leigh。他刚刚领导团队发表了上面提到的论文，正处于事业的高光时刻。他个子不高，但给人感觉精力很充沛、很自信，或许是因为刚刚发表的论文的缘故。由于我们是半个校友（我博士读的生物医学工程系是埃默里大学医学院和佐治亚理工学院工学院合办的），他热情地带我参观了他们做出这项研究的实验室。

他们的实验室是在一个老旧的独立的行政办公房子里，这套老房子被临时借给他们做实验。房子的外观和里面的结构让人觉得在这里面做实验很别扭。我记得论文里的那个机械手臂以及相应的训练设备被安放在二楼。虽然 Leigh 热情洋溢地向我介绍他们的工作，我仍然被那栋不伦不类的房子和稍显简陋的实验设备搞得有些局促，我内心不禁感慨：这项一流的科学研究竟是在这样租借的场地上、使用这样简陋的设备完成的。

第 10 章

商业化的冲动: Cyberkinetics

进入 2000 年，侵入式运动脑机接口的研究在人体和猴子试验上的初步成功，极大地激发了这一研究领域的热情，同时也点燃了创业和资本的冲动。2002 年，Donoghue 教授与他的合作者共同创立了 Cyberkinetics 公司，旨在将基于犹他电极的侵入式脑机接口技术转化为帮助长期瘫痪病人与计算机互动的产品。在这一章，我们就一起来了解一下 Cyberkinetics 的短暂发展历程，及其对侵入式脑机接口领域的影响。

10.1 Cyberkinetics 的故事

新千年开始的头几年里，在人体和猴子上试用的侵入式脑机接口研究呈爆发之势，短短几年的时间涌现出一大批优秀的科研成果。知名的科学家包括 Neural Signals 公司的 Kennedy、杜克大学的 Nicolelis、布朗大学的 Donoghue、匹兹堡大学的 Schwartz、斯坦福大学的 Shenoy 和加州理工学院的 Richard Andersen。这些做出令人兴奋的成果的科学家们，通过媒体不断向社会传达对未来人类使用工具的方式以及人类自身进化的各种美好的科幻式憧憬。

在这样一个对侵入式脑机接口应用充满热情的时代，2002年，Donoghue 教授和他的合作者以及布朗大学的几个学生一起创立了一家名为 Cyberkinetics Neurotechnology Systems（简称 Cyberkinetics）的侵入式脑机接口公司。Cyberkinetics 主要基于当时 Donoghue 教授团队使用犹他电极在猴子实验上取得的成果，计划将这一技术应用于帮助长期瘫痪的病人与计算机交互的产品开发。作为商业计划的一部分，在成立的同年，Cyberkinetics 就与 Normann 教授的 Bionic Technologies 公司合并，并雄心勃勃地计划在未来 3~5 年，将其称为 BrainGate 的侵入式脑机接口产品（见图 10-1）推向市场。在图 10-1 中，BrainGate 的设计包括长期植入运动皮层的犹他电极、固定在颅骨上的电子接口，以及使用时拧在这个接口上的线缆。Cyberkinetics 在第一轮融资中获得了 900 多万美元，并且在 2007 年第一季度的股东大会上，计划在 2010 年以前在纽交所上市。

在 Cyberkinetics 的努力下，如图 10-1 所示的犹他电极系统在 2005 年左右获得了 FDA 的临床试验许可，并且在随后的十几年时间里，一直是这类高密度、多通道神经微电极阵列里唯一获得 FDA 临床试验许可的。在第 9 章中提到的 Donoghue 教授团队在 2006 年发表于《自然》杂志的、由 MN 参与的首例使用犹他电极在人体上实现脑机接口系统的研究，就是在 Cyberkinetics 的临床试验项目资助下完成的。另外，由 Hochberg 教授领导的 2012年发表于《自然》杂志的脑机接口研究中的受试者 S3，也是之前 Cyberkinetics 招募的 5 名临床试验参与者之一。

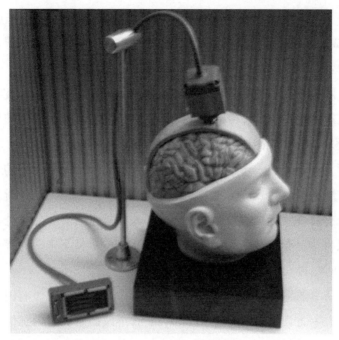

图 10-1　Cyberkinetics 的 BrainGate 脑机接口系统原型。
图片来源于参考资料 [72]

虽然 Cyberkinetics 的脑机接口系统在最初的临床试验的前几个月中获得了期望的功能性验证，但在随后的安全性、功能稳定性和持续性问题上，却遭遇了意料之外的结果：植入皮层的犹他电极无法在更长的时间上保持较稳定的神经信号记录功能；随着时间的推移，可用的电极通道数目逐渐减少，记录到的神经脉冲的幅度也逐渐减小。这是由身体对植入的犹他电极的免疫排斥反应造成的，我们将在第 11 章中对此问题进行详细的介绍。

另外，其他的小问题还包括：1）由于无法锁定特定的神经元进行长期记录（在这一点上，Kennedy 的玻璃漏斗微电极有着优势），在使用 BrainGate 系统前，每天都要进行半小时左右的校准；2）图 10-1 中那根显眼的连接线缆在外观上会给人造成很大的压力。

随着在临床使用中意料之外的问题的暴露，Cyberkinetics 的后期临床试验失败，公司于 2008 年年底宣告破产。随后，它的犹他电极的业务剥离出来，成立了名为 Blackrock Microsystems（现改名为 Blackrock Neurotech）的新公司；其余资产被布朗大学的一个校友用新注册的 BrainGate 公司以 100 多万美元收购。这家新公司并未打算在短期内继续将 Cyberkinetics 的技术向商业化推进，只是想将这一套依然令人兴奋的技术知识产权维持下来，等待未来某个时刻再伺机而动。

所幸的是，基于 BrainGate 平台的脑机接口研究并没有因此而终止。一方面，Blackrock Microsystems 继续研发和营销犹他电极的平台技术，直至今日；另一方面，相关的科学家们逐渐聚集在一个叫作 braingate.org 的组织里，并把相应的犹他电极技术称为 BrainGate2，继续进行领域内的临床试验研究。

由于犹他电极和 BrainGate2 神经电极系统是唯一获得 FDA 临床试验许可的多通道微电极器件，并且由之后的 Blackrock Microsystems 作为商业化的产品推广销售，进行侵入式脑机接口研究在物理接口方面的门槛被大大地降低了，我们在 2010 年以后看到了 Hochberg 教授团队和其他多个新兴的研究团队使用 BrainGate2 这一神经电极平台的更多的人体试验研究成果。这些新成果主要集中在电极植入短期内实现更高级的脑机接口功能上，我们将在第 12 章中进一步讲述这些新成果。

10.2　对这一事件的思考

Cyberkinetics 在临床试验中遇到的问题，以及随后在商业化道路上的草草收场，对之后侵入式脑机接口领域的发展影响很大。在科研方面，揭示神经电极在体内功能退化的机制，以及开发新技术来提高它们的体内使用寿命，被 DARPA 在 2009 年新上任的项目经理 Jack Judy 教授提上研究资助日程。Jack 是加州大学洛杉矶分校的一位神经工程领域的教授。当时美国刚刚经历了 2008 年的金融危机，美国联邦政府面临巨额财政赤字，人们正在一片惊恐和茫然中整理思绪，准备开始新的努力。在来自其他联邦政府基金委的科研经费变得紧张的环境下，DARPA 的大笔科研经费突然涌入神经接口这个小领域，不但给领域内原先的人带来了时不我待的惊喜，也吸引了许多其他领域的人来"抢食"，从而有力地推动了使用跨学科融合的方法来集中研究神经接口领域的大难题。在这一时期成功跨界的知名科学家，就包括之前做纳米材料和器件的哈佛大学教授 Charles M. Lieber。

在商业创业方面，Cyberkinetics 的突然倒闭导致在随后的数年时间内没有再出现侵入式脑机接口的创业公司，直至 2016 年 Neuralink 成立，局面才开始扭转。为什么 Cyberkinetics 的创始人在 2008 年 10 月底突然从董事会辞职了呢？为什么领域内的顶流科学家们甚至对后来 Elon Musk 掌控的 Neuralink 也不看好呢？也许这些科学家平时在严苛的伦理政策监管下变得非常谨小慎微，他们本着为自己的科学技术负责的态度，及时终止了超越当时科技能力的商业化冲动；也许这些科学家对专业科学上存在的问题懂得太多，而故步自封地限制了他们自己把这种技术商业化的信心。其实，科学家不是企业家，多数人并不懂得产品开发，他们又有许多其他让他们感兴趣的事情可以做，所以没有必要在这个仅伦理和法律问题就可以轻易毁掉他们辛辛苦苦建立的名声和职业的前卫商业化冲动上冒险。多年后通过 Neuralink 入局的 Musk，作为成功的创业者和资本家，拥有与科学家们完全不同的思维方式，他深知产品开发和快速迭代的规律，而且他的冒险精神、公众知名度以及"不差钱"的身价，都是科学家们不具备的。在第 18 章中，我们将详细了解 Neuralink 的独特定位和商业化策略。

坦白地说，时至今日，那个当年击败 Cyberkinetics 的、使神经电极功能退化的免疫排斥反应，仍未能解决，这也正是领域内的多数科学家们并不看好 Neuralink 的新一波尝试的主要原因。但在美国生物技术创业界有这样一个现象，就是在最初的科学发现或突破之后，很快就会有人成立公司进行商业化的努力。很多生物技术在出现初创公司的时候，不但很不成熟，甚至它们所谓的临床应用都还处于异想天开阶段。然而，借助工业界资本的力量，投入大量的资金和人力进行快速技术开发和产品迭代，不少技术最终取得了商业上的成功。在美国通过股票上市进行融资，然后开展临床试验的生物技术公司不在少数。在实验室还不很成熟的科学技术，在资本的包装和推动下，也是大有可能产生满足一定市场需求的技术产品的。而且，很多医疗技术产品并不是完美的，只要能为病人提供某种益处，就都是有商业化的市场需求的。随着技术的不断进步和产品的不断迭代，多少年以后，某类产品甚至能变得很成熟。但如果要让一向追求严谨的科学家们等到科研做得差不多了、技术也成熟了，才有信心开公司进行技术商业化，那就晚了，因为别人很可能早已捷足先登。所以，初创公司常常是在所押注的科学技术还没有完全成熟的时候就起步的，是伴随着领域内科研的发展并结合自身的研发努力成长的。侵入式脑机接口技术的商业化过程，大致也会遵循这样的规律。Cyberkinetics的浅尝辄止，着实让人有些遗憾。

第11章
植入电极是否会改变周围脑组织的结构和功能

伴随着植入式硬质神经电极的发展，科学家们开始认识到，像其他植入体内的物质一样，神经电极无论使用何种材料和表面处理，都会引起机体的炎症反应和免疫排斥反应。并且，对于神经电极这种界面电压传感器，免疫排斥反应生成的包裹在其上的绝缘性纤维组织直接导致其电压传感能力随时间退化，直至最终失效，整个过程也就几个月时间。因而，科学家们试图通过研究和理解这一现象的机理来寻找破解之法，但到目前为止，仍然没有找到满意的解决方案。

另外，随着侵入式脑机接口系统在人体上较长时间的试验（已经有多个研究团队报道了3~5年的实验结果），科学家们开始注意到，大脑对新添的脑机接口系统，通过闭环反馈控制，出现了自我适应和学习的特性。这是一个既让人惊喜，又让人担忧的发现。惊喜的是，通过大脑的自适应性和学习性，侵入式脑机接口的设计可以变得更容易，而不必太迁就于大脑已有的结构功能模式。担忧的是，既然这种植入式医疗器件可以改变使用者大脑的结构和功能，那么使用者会不会被机器影响和控制？

在本章中，我们将介绍神经电极的植入及其对人体的影响。我们首先讨论电极植入所带来的机械损伤和免疫排斥反应，以及如何通过优化电极设计和手术技术来减少这些负面影响、提高植入电极的有效使用寿命和安全性。最后，我们将探讨使用侵入式脑机接口对大脑的影响。

11.1　神经电极的植入创伤

大家都知道，扎入手指里的刺是要及时取出来的，否则会感染化脓。那么，在大脑里插入电极会不会很难受呢？好在大脑组织本身没有痛觉，所以将电极插入大脑皮层是不疼的，但机体对于入侵异物的免疫排斥反应仍然存在。

通常情况下，当一根小刺扎入手指，这根刺会造成 4 个方面的损伤：1）机械损伤，即将皮肤、毛细血管和其他组织刺破；2）由于这根刺是没有消毒的，它的表面会携带细菌进而造成感染；3）由于将皮肤组织刺破，所以环境中的细菌和异物可以进入机体内部，从而造成二次感染；4）刺的材料和存在本身被机体的免疫系统检测到，并试图通过免疫排斥反应将其包裹隔离，进而通过结痂从机体剥离。将刺及时取出，伤口可以借助机体自身的修复机制，快速愈合。

用于长期植入大脑的神经电极，由于事先经过消毒处理，并且使用规范的外科手术对创口进行闭合并消毒，不存在以上的第 2 和第 3 点损伤，只涉及第 1 和第 4 点。下面我们来详细聊聊这两点。

在植入电极的过程中，对路径中的各层组织结构的损伤在所难免，受影响的组织包括头皮、颅骨、颅骨下的四层脑膜，然后才是皮层组织本身，其中比较麻烦的是对皮层内血脑屏障的损伤。可以通过优化手术的设计，尽量减小手术过程中对这些中间组织的机械损伤，并且可以使用药物进行消炎止血、促进术后愈合。减小对脑组织的机械损伤是神经电极设计和植入方案的一部分，考虑的因素包括减小电极插入部分的尺寸以减小对周围组织的穿刺和排挤体积、使用快速射入方法、避开大血管等。前期的机械损伤越小，术后的恢复越快，恢复的效果也越好。在这一点上，通过材料、设计和方法的改进，是可以达到临床使用要求的。

神经电极、连线和接口，甚至包括一些前端的芯片电路，是要长期留在头部的不同组织层的。以图 11-1 中密歇根电极阵列为

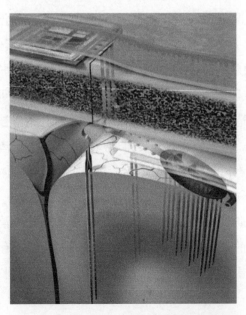

图 11-1　密歇根电极植入设置示意图，图片来源于参考资料［73］，
Copyright © 2008 Society for Neuroscience

例，电极的针体是插入皮层组织的，其基座附于皮层表面，从基座背面延伸出的线缆要穿越四层脑膜，接口是固定在颅骨上的。在一些近期的设计中，比如 Neuralink 的 The Link 神经接口，是没有暴露于皮肤表面的接口的，与连线相连的前端芯片电路被设计成非常扁平的形状，固定在颅骨外表面后，可以完全埋于头皮之下，然后通过无线通信与外界进行数据、控制信号，甚至电源的交互。

由于连接导线和固定在颅骨上的结构器件不影响脑内神经信号采集本身，所以是容易设计和把握的。这些部件的植入和在体效果，与已经在医学上应用很久的骨科植入物和心脏起搏器等没有太大的差别，长期植入虽然也有免疫排斥反应，但反应比较温和且不影响神经信号采集功能。唯一需要指出的是，连接线缆要设计得柔软，以在最大程度上减小聚集在电极基座上的机械应力，因为这种机械应力会传递到电极针体，对周围脑组织造成应力损伤。

插入脑组织的针体本身，则是神经电极设计和应用效果的老大难问题所在，下面我们着重讨论这个问题。

11.2　植入电极改变周围脑组织的生理结构

神经电极在植入脑组织后，对周围脑组织的影响会经历两个阶段：1）短期的急性炎症反应；2）长期的免疫排斥反应，如图 11-2 所示。

急性炎症反应属于机体修复植入过程中造成的机械损伤的自然过程，是有益的，这一阶段一般持续几天到两周。我们在第 9

章中提到的 Kennedy 博士在植入玻璃漏斗电极后出现的暂时失语症，便是这一急性炎症反应造成的。

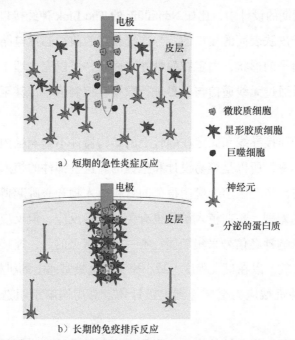

a）短期的急性炎症反应

微胶质细胞

星形胶质细胞

巨噬细胞

神经元

分泌的蛋白质

b）长期的免疫排斥反应

图 11-2　神经电极植入脑组织后引起的机体反应示意图，包括短期的急性炎症反应和长期的免疫排斥反应

在这一过程中，插入针体时造成的血脑屏障破裂、微血管破裂、细胞损伤及引入的杂质，被机体调动其损伤修复机制来进行清理和修复，以恢复正常的组织内生理环境。现在，植入的针体表面一般涂有消炎药，用于促进这一阶段的组织修复。在这一时期从电极记录到的信号的噪声比较大，信号也不稳定，属于组织修复过渡期的临时信号特征，不能代表修复完成后形成的稳定组织结构中的神经信号。

当机体修复完损伤后，开始进入对植入电极的长期的免疫排斥反应阶段。在这一时期，电极针体的表面开始逐渐聚集被激活的免疫细胞及其分泌的具有细胞毒性的隔离蛋白质，最终形成一层电绝缘性质的痂性薄膜，将植入体完全包裹和隔离，如图 11-2b所示。同时，附着于这层痂膜内外的活性免疫细胞还会分泌一些有毒的蛋白酶，其主要目的是试图消融被包裹的异体物质；但由于其具有细胞毒性，还会排斥其他正常细胞，包括神经元，使其远离这一痂膜界面。这就导致，一方面，神经电极被绝缘隔离和生物腐蚀；另一方面，想要记录的目标信号源——神经元——被排斥远离电极。最终结果就是电极退化、失效，相应地，记录到的神经元的电脉冲信号越来越小，直至最终消失。这一过程一般持续几个月到几年。

　　图 11-3 所示是犹他电极界面在猫的大脑内 10 个月发生的变化。可以看到，在第 3、4 个月的时候，电极的针体和基座上已经出现一层较浅的结疤组织；到第 10 个月的时候，电极的针体周围已经形成了一层非常厚的结疤组织，并且不少针体出现了意料之外的弯曲变形——柔软的脑组织居然能够将坚硬的硅针弄弯！这是由于大脑是浮浸在颅内的脑脊液中的，随着心脏泵血的脉冲还会节律性地"搏动"，从而在插入其中的硬质电极针体界面上产生微观层面的节律性相对位移。一方面，这种节律性的微观相对位移使得电极的界面无法与周围的神经元形成稳定的结构关系；另一方面，坚硬的针体的节律性机械"捣动"，对周围的细胞持续造成机械应力损伤，并引起更强的炎症和免疫排斥反应，从而加速电极的退化和周围细胞的凋亡。另外，加上被激活的免疫细胞分泌的蛋白酶的腐蚀，使得针体变软，这种长期机械捣动也造成了电极针体的弯曲变形。

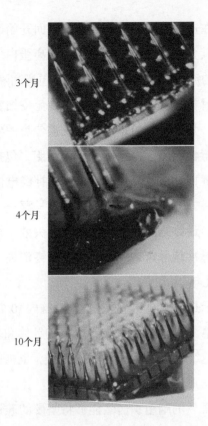

3个月

4个月

10个月

图 11-3　犹他电极植入猫的大脑皮层后随时间发生的变化。
图片来源于参考资料［78］，Copyright © 1998 Elsevier Science B.V.，经授权

11.3　针对长期免疫排斥反应的电极优化

从上面的介绍中我们可以看到，硬质插入式神经电极的设计和植入应当遵循以下优化原则，以降低电极植入后的长期免疫排斥反应和机械损伤。

1）电极应当固定在大脑组织内或表面，并用柔软的线缆与

固定在颅骨上的器件连接。这样，电极可以随大脑一起在泵血的节律中搏动，避免了将电极基座固定在颅骨上而造成电极针体和针尖对脑组织的节律性剐蹭和捣动——这样的机械损伤是无法接受的。

2）电极的针体尺寸要尽可能设计得小一些，以减小与周围脑组织接触的表面积和电极排斥的脑组织的体积（排斥的体积越大，对周围脑组织造成的机械应力压迫越大）。另外，还要避免尖锐的针尖和棱角，以消除利刃的切割效果。

3）电极植入针体的表面可以涂抹防止蛋白质和免疫细胞吸附的惰性有机物质，如聚对苯二甲酸类塑料；还可以涂抹伪装性的生物或类生物物质，以逃避免疫细胞的识别；再者，可以加载植入后缓慢释放的抑制免疫反应和吸引神经元靠近的药物。这些生物材料和药物涂层的方法，都是为了改善神经电极与生物界面的生物响应效果，以减弱和延缓结痂。这种方法在目前的植入式神经电极技术中使用较为普遍。

4）使用柔性材质制作的电极，这在很大程度上降低了电极材料与周围脑组织在材料机械性能上的差异，减弱或消除电极长期微观机械"捣动"对周围脑组织造成的应力损伤，并使电极能够与目标神经元形成稳定、贴近的界面结构。然而，在柔性材料上制作微电子电极具有很大的工艺和材料挑战。这正是我当年博士课题研究的出发点和主攻的技术难点。我们将在第 13 章对柔性神经电极进行进一步的介绍。

从 2009 年开始，在新任的项目经理 Jack Judy 教授主持下的 DARPA 专项研究基金，有力地推动了这一方面研究的进展。

11.4　当前植入式电极面临的最大技术挑战

尽管神经接口领域内的科研工作者多年来从以上多方面对原有的以犹他电极和密歇根电极为代表的硬质神经电极进行了改进，以上所述的长期免疫排斥反应仍然无法根除。所以，当前植入式神经电极面临的最大技术挑战，仍然是如何有效应对机体对电极的长期免疫排斥反应，以实现长期稳定的电极 - 神经界面和神经电信号记录功能。增加电极通道数量以实现更高的信息传输速率，倒在其次。

我们在第 9 章中提到的、由 Hochberg 教授领导的、2012 年发表于《自然》杂志的脑机接口研究中的受试者 S3 的实验结果，是在犹他电极植入五年半后得到的。文中保守地提到，不少电极通道已经不能用了，记录到的神经电信号也比前几年微弱了许多。然而，剩余的次优通道使得 S3 仍然能够以 46% 的成功率来使用 BrainGate2 的脑机接口系统。虽然这样的结果在证明功能可行性方面是令人振奋的，但较低的使用成功率仍然是这类高度侵入式脑机接口技术被临床广泛接受的一大障碍。

11.5　使用新外设的经验会改变大脑

尽管手臂运动脑机接口是基于检测运动皮层内表征手臂运动意图的神经元群落的电活动并将其映射到机械手臂相应的运动上的原理，但科学家们很快发现，大脑具有很强的学习可塑性。在提供视觉反馈的条件下，猴子可以很快学会自主控制神经元的活动，来更有效地达到机械手臂的控制目标；这些神经元的活动并不需要与完整的手臂运动序列相吻合，而可以是与机械手臂控制建立起来的新的神经元活动模式。这等于说，大脑在与机械手臂建立起一个闭环的反馈控制连接后，通过练习学会了新的不同于自体手臂控制的交互方式。

其实，在手臂运动脑机接口系统的设计中，迄今为止，科学家们并不能完全记录和解码手臂运动意图的完整运动序列信息（请参看 7.2 节）。受试者的大脑在训练过程中基于构建起来的与外界的神经接口连接，不可避免地建立起了新的控制通路和机制，只不过这些新机制很难被从原有的手臂运动意图中分解出来。

比方说，如果我们给一个健康人安装一个机械手臂的侵入式脑机接口系统，那么这个人的大脑就会学会在正常使用他的双手之外，另行单独控制这个机械手臂，等于他现在拥有了三只手臂。这意味着，在他的大脑里新形成了对这个机械手臂的控制表征，而这种表征不需要遵循原有的手臂控制模式，而是在大脑与机械手臂进行闭环交互（如通过视觉进行反馈）的学习过程中摸索建立起来的。

那么，电极植入区域原先的脑功能是否会受影响呢？虽然每个神经元只能参与有限的功能，多参与一个新功能就意味着可能脱离一些老功能，但由于大脑在功能方面具有很大的冗余性，一个功能的神经控制回路里会有很多执行相同工作的神经元参与，少几个神经元根本不影响原先的功能。但如果新功能占用了大量的神经元，那么原有的功能是会受影响的。这就跟我们的记忆功能一样，记忆的容量是有限的，记的新东西越多，老的记忆就越模糊，甚至会被遗忘。

此外，用于控制一个额外机械手臂的神经元不需要在运动皮层的手臂区域，甚至不需要在运动皮层。这意味着，如果把神经电极植入腿脚的运动皮层，我们可以利用控制腿脚的意图来控制机械手臂；抑或将电极植入感觉皮层，我们便可以利用感觉想象来控制机械手臂的运动。这些非自然的控制机理在原理上已经有科学论据支持，但还需要通过真实的脑机接口设计来验证。

这样看来，若大脑通过神经接口连接到一个机械手臂，在闭环的反馈学习中，大脑的相应功能会发生适应性变化，这种功能变化对应着神经元连接层面的物理变化，即以被记录的神经元为回路输出口的所涉及的神经元网络内的突触连接会发生变化。这种对新接入的机械手臂的自然适应性，是我们大脑结构和功能的一个优势，这使得我们在设计脑机接口系统时不光要让设计去迎合大脑原生的功能原理，还可以让大脑主动适应新的外设和功能。这一机制为基于脑机接口的人体增强提供了原理上的可能性；也许在未来，人类基于科技的进化将包括对自己物理身体的扩展。

第 **12** 章

侵入式脑机接口功能的进一步提升

在早期的人体侵入式脑机接口的开发中，由于受科研伦理规范的限制，Kennedy 和 Donoghue 的团队引进的受试者都是年龄较大并且拥有严重基础病的高度瘫痪病人，甚至在研究的过程中，不少受试者因原有的健康状况问题而去世。这种状况在第一个进行人体侵入式运动脑机接口研究的 Kennedy 博士的项目中最为明显，他后期研究进展的困难在很大程度上受制于受试者的状态。然而无论如何，Kennedy 和 Donoghue 的早期研究让领域内的后来者认识到受试者的整体健康状况对整个研究成败的关键作用。

继 Donoghue 和 Schwartz 的团队分别在 2012 年的《自然》和 2013 年的《柳叶刀》杂志上发表了他们的研究后，在第三波的侵入式脑机接口的研究浪潮中，研究者们仍然使用高度瘫痪的病人作为受试者，但这次他们普遍引进了更年轻、健康状况更好的受试者。他们的研究结果表明，受试者的健康状况确实对提高整个研究的质量起到了很大的帮助：第一，年轻的受试者在手术后的恢复更快、更好；第二，仅仅瘫痪却无其他病症的受试者，可以更高效且更长时间地参与研究实验；第三，不存在语言障碍的受试者可以和研究人员进行很好的沟通交流，这极大地提高了脑机接口训练任务的质量和效率。

下面我们一起来看看，在这第三波研究浪潮中涌现的一些典型的侵入式脑机接口的案例。

12.1 瘫痪病人是否能够控制他们瘫痪的肢体

在之前的章节所了解的人体侵入式运动脑机接口的研究中，受试者普遍为长期高度瘫痪的病人，但她们的肢体是完好的，并且从脊髓到肢体的神经连接通路也是完好的，只是由于中风或脊髓损伤，导致她们大脑的运动控制信息无法传导到肢体。这一类运动脑机接口的目标是通过一个机械手臂给这些瘫痪的病人提供一定的、处理日常生活的基本运动操作能力。那么，既然这些瘫痪病人的手臂都是完好的，为什么不直接用她们的大脑信号来让她们自己的手臂恢复运动能力呢？这种方案确实考虑过，只是出于技术复杂程度和难度，在早期的着重验证从大脑中提取编码运动意图的神经信号的研究中，不宜增加额外的技术难度来引入瘫痪手臂的激活。这种将问题分离简化、一次只研究一个核心问题的策略，是一种常用的科学方法。当把大脑编码运动意图的问题研究得比较清楚以后，再在整个脑机接口系统里引入瘫痪手臂的激活就是顺理成章的事情了。在 Donoghue 和 Schwartz 团队的2012 年和 2013 年的论文中，都将激活病人瘫痪的手臂列为下一步优先研究方向。

由于病人的手臂和相应的神经肌肉系统是完好的，可以通过对神经或肌肉施加特定的电刺激序列，激活和驱动手臂肌肉来完成特定的动作任务，这种方法叫作"功能电刺激"。这种对肢体的神经或肌肉进行电刺激和驱动的技术从 20 世纪 60 年代就开始研究了。位于美国克利夫兰市的凯斯西储大学和克利夫兰医院，在这方面的技术开发和临床实践中占领导地位。当然，在多年的研究中，这些研究人员并没有试图利用来自大脑的控制信号来激活和驱动病人瘫痪的手臂，他们针对的瘫痪病人也不是高位截瘫的人，而仅仅是因外周神经受损而导致肢体瘫痪的人群。在他们的系统中，是从受损部位上端完好的神经或肌肉上提取运动控制信号，来激活和驱动末端瘫痪的手臂肌肉的。当对瘫痪手臂中的神经施加电刺激时，通常需要将神经电极植入手臂的神经上；当对肌肉施加电刺激时，电极可以无创地贴于皮肤表面。在这两种方法中，刺激神经的系统由于电极是植入的，方便病人日常使用，且神经电刺激的效率要高；刺激肌肉则需要经常性地重新佩戴表皮刺激电极，且刺激肌肉需要更大的电流。两种方法都有容易造成肌肉疲劳和组织电灼伤的问题。到 2000 年，功能电刺激技术已经发展得相当成熟了。在利用脑机接口控制机械手臂被验证以后，将功能电刺激整合进专门针对高度瘫痪病人的运动脑机接口中，便是顺理成章的事情了。当然，按照科学惯例，这种尝试应当首先进行动物实验，于是在 2008 年和 2012 年，美国华盛顿大学和西北大学的两个研究团队分别在猴子身上实现了对瘫痪肌肉和手的控制。

2016 年，位于美国俄亥俄州哥伦布市的 Battelle 纪念研究所与俄亥俄州立大学合作在《自然》杂志上发表论文，验证了从大脑运动皮层获取的手臂运动意图信息可以被映射成手臂肌肉的控制信息，并通过功能电刺激来驱动病人瘫痪的手。论文的第一作者和通讯作者是 Battelle 的 Chad E. Bouton。实验使用了一套 130 通道的高分辨率体表肌肉刺激电极阵列，来驱动精细的手臂肌肉运动。这个被称作"NeuroLife Neural Bypass"的系统实现了手指的独立运动，受试者能够连续地通过大脑控制六种不同的手腕和手部动作，实现用手抓取、操纵和释放物体等关键能力。此外，受试者还能够利用该系统完成与日常生活相关的功能性任务。与用 EEG 或 EMG 驱动的、通过功能电刺激来激活瘫痪手臂的系统相比，得益于从运动皮层提取到的更精确、更丰富的手臂运动控制信息，该 NeuroLife Neural Bypass 系统可以实现更多的运动细节控制。

实验的受试者 Ian Burkhart（见图 12-1）是我当时所在的俄亥

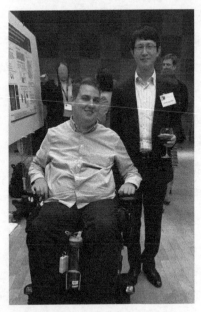

图 12-1　本书作者（右）2016 年在俄亥俄州立大学与侵入式脑机接口受试者 Ian Burkhart（左）的合影，经授权

俄州立大学会计学专业的一名本科生。2010 年暑假，刚上完大一的 20 岁的他和朋友在海边度假时，从礁石上玩跳水，在入水后他的头顶撞击在了一块石头上，当即造成颈椎 C5 位脊髓损伤，导致全身瘫痪。幸亏被同伴及时从水中救起才得以生还。他于 2014 年加入 Battelle 与俄亥俄州立大学合作的临床试验项目，在左侧主运动皮层的手臂区域植入了一片犹他电极，随后每周进行两到三次的研究训练。

除了颈部以下瘫痪以外，Ian 的身体状况很好，他的语言能力没有受到任何影响，他可以坐着进行脑机接口训练。借助于肩膀和肘部的一些残留的运动功能，他平时可以坐着电动轮椅在校园里上课和学习。我在学校内部的研究交流活动中碰见过他几次，曾近距离观察了他头部的脑机接口并询问他的使用感受。Ian 像他的同龄人一样，阳光开朗，他对自己能够参与这样的科幻式科学研究感到很自豪。Ian 现在是 FDA 器件与放疗健康中心病人招募指导委员会的成员。

同类型的另一项研究由一个凯斯西储大学的团队于 2017 年发表在《柳叶刀》杂志上。作为 BrainGate2 临床试验的一部分，受试者是一位 53 岁的男性 C4 高位截瘫患者，两片犹他电极被植入他左侧的主运动皮层的手臂区域；随后，分别在颅内电极植入手术后的 4 个月和 9 个月，36 个皮下电极被植入他的右臂内，用于电激活他的手、肘和肩部的肌肉。在颅内电极植入 10 个月后，训练实验开始，受试者成功地利用大脑皮层的命令，通过功能电刺激来使用他瘫痪的手和臂进行单关节和协调的多关节运动，以实现点对点目标的获取。在犹他电极植入一到两年后，他还能用手自主地完成饮食的任务。

12.2　肢体移动中的触觉是否可以被恢复

我们之前介绍的在猴子和人体上试用的侵入式运动脑机接口中，受试者都只是简单地利用视觉反馈来控制光标、机械手臂或自己瘫痪的手臂。然而，空间体感和触觉是我们在使用手臂时的闭环控制的一部分，可以帮助我们实现更快速、更精确的手和臂的动作。所以，无论是在控制机械手臂还是在控制病人自己瘫痪的手臂的研究中，引入手臂上的感觉反馈，不但可以提高手臂的使用效率，还可以给使用者更自然的体验。

通常情况下，高位截瘫病人的肢体运动和感觉功能都会随脊髓的截断而中断。要想恢复肢体运动时的感觉反馈，一种策略是从感觉神经或脊神经后根节上记录并解码感觉信息，然后将转换成的电刺激模式根据病人的具体情况，施加到上端感觉神经、脊髓或体感皮层上；但记录和解码触觉本身就是非常困难的。另一种策略是在机械手臂或病人瘫痪的手臂上加装触觉传感器，以在运动过程中形成人工触觉，并将转换成的电刺激模式施加到上端感觉神经、脊髓或体感皮层；但这种人工触觉和借助电刺激产生的感觉的自然度和真实度比较差。

2011 年，Nicolelis 教授的团队在一个猴子控制虚拟手臂的脑机接口上，通过在主体感皮层的手臂区域植入的电极进行电刺激，在运动控制的过程中引入了人工触觉反馈。每当猴子控制计算机上的虚拟手臂触碰到虚拟物体时，对体感皮层的电刺激就会被激发，不同的电刺激时序模式编码了不同的人工触觉特性。猴子被要求用虚拟手臂在三个长相相同，但人工触感不同的虚拟物体里找出具有特定触感的那一个。但由于猴子无法表达自己的感受，也就没人知道这种电刺激到底给猴子形成了怎样的感觉。

2020 年，Battelle 纪念研究所与俄亥俄州立大学的合作团队承接了他们之前的研究，在《细胞》杂志上发表了在人体上实现具有触觉反馈的手臂运动脑机接口的研究，受试者仍然是 Ian Burkhart，使用的仍然是他在 2014 年植入的那片犹他电极。

这项研究基于在脊髓彻底损伤的患者中有 50% 左右的人仍然

具有残留的肢体皮肤触觉感知的临床发现。这是因为外周感觉神经细胞的细胞体存在于附着在脊髓之外的脊神经后根节内（参见图 14-2），该神经节上端的传导神经纤维在伸进脊髓时，在脊髓表面有较大的空间跨度，即使同一高度的脊髓被截断，部分进入的感觉神经纤维上行至脑的通路仍可以保持完好。

在 Ian 的右手大拇指上就残留着一些触觉功能，但 Ian 无法有意识地感觉到这种残留的感觉信号；另外，他的右上臂保留着完好的感觉功能。所以，Battelle 研究团队巧妙地利用了 Ian 现有的植入左侧主运动皮层手臂区域的犹他电极，从记录到的主要携带手的运动意图信息的神经电活动中，提取并解码出与手的运动相关联的下意识的触觉信息，并将其以机械振动的模式转嫁到可以被清醒感知的上臂部位，使得 Ian 在使用脑机接口抓握物体时，可以通过上臂的震动输入感受到触碰到物体以及手的抓握力度。

与其他在体感皮层检测或注入感觉信息的脑机接口不同，该研究证明了在主运动皮层的手臂区域存在与手部运动相关联但无法被意识感知到的触觉信息。这说明与运动相关联的感觉反馈回路连接到了运动皮层，且独立于体感皮层的感觉表征。

另外值得注意的是，Ian 是在此次实验的六年前植入的犹他电极。这是到目前为止，犹他电极植入时间最长且仍保留有一定信号记录功能的案例报道，这一结果得益于 Ian 的年轻和良好的健康状况。

12.3　其他进展

其他值得提到的研究进展包括：1）使高度瘫痪的病人同时控

制两个机械手臂；2）同时使用颅内记录和脊髓表面刺激来恢复肢体运动功能的"脑 - 脊髓接口"。我们将在第 14 章中详细了解脑 - 脊髓接口的研究。在这里，我们只简单地看一下同时控制两个机械手臂的脑机接口。通过前面章节的学习，大家很容易想到，同时控制两个机械手臂需要左右两套电极系统。

2019 年，约翰斯·霍普金斯大学的研究人员在一名已经瘫痪了 30 年的受试者的左右运动、感觉皮层一共植入了 6 个犹他电极，用于研究同时恢复双手的运动和感觉的功能。几个月后，这些电极被连接到两套约翰斯·霍普金斯大学应用物理实验室研制的高性能仿生机械手臂上，受试者经过训练可以同时控制两只机械手臂来进食。但迄今为止，尚未看到他们成功地实现感觉反馈的报道。

第**13**章

柔性微电极阵列

柔性微电极因 Elon Musk 的 Neuralink 公司采用的一种设计而为大众所知晓。"柔性电极"这一词是从英文翻译来的,中文的表述不是很精确,从广义上讲可以包括"可弯曲、可变形的电极"(flexible electrode)。这种电极在 2000 年以前出现,主要是制作在几百微米厚的硬质绝缘塑料(如 Polyimide)基底上,有时为了增加器件整体的可弯折性,会在没有分布电极和导线的基底材料部位打孔。起初设计和制作这种可弯折电极的主要目的,要么是给类似密歇根电极的电极设计提供一种更为廉价的材料替代方案,要么是进行神经组织表面的神经电记录或刺激。这种电极阵列可以整体小幅度弯曲,但除材料较廉价外,这种电极并没有带来性能上的独特优势。

针对神经接口领域的新需求而提出的真正意义上的"柔性电极"是"stretchable/compliant electrode",即"可拉伸/贴适性电极"。这类电极主要包括两种材料技术方案:1)在材质上做文章,使用非常柔软的弹性绝缘材料,如比 Polyimide(聚酰亚胺)

软 1000 倍的硅橡胶（polydimethylsiloxane，PDMS），代替以前的硬质硅或塑料基底来制作电极；2）在材料的整体力学性质上做文章，使用超薄的（如 2 μm 厚的 Polyimide）或大面积穿孔的较硬的基底材料。我们在本书里所指的柔性电极即 stretchable/compliant electrode。

13.1　为什么需要柔性微电极

在第 11 章中，我们介绍了降低植入电极的长期免疫排斥反应的一种策略是使用柔性材料制作的电极，以在很大程度上降低植入电极与周围脑组织在材料机械性质的差异，从而减弱电极长期微观机械"捣动"对周围脑组织造成的应力损伤。这其实是后期（2008 年 Cyberkinetics 破产以后）当机体对植入电极的免疫排斥反应被提上主流研究日程以后，柔性电极科研圈子内部新挖掘出来的一个主要研究动机；最开始还只是一种原理性假设，后来经过 10 多年的跟进研究，才积累了一些实验证据，但到目前为止，仍然没有完整的科学定论。

这种"马后炮"的操作在科学研究中是一种普遍存在的现象。研究者们出于某些机缘巧合，首先对某个领域进行了研究，后来基于外部原因，才回过头来重新审视并发掘自己研究本该有的动机，而这种后来产生的以实用为目的的"意义"，就被表述为该研究本该有的动机了。

然而，从柔性电极的发展历史来看，最初真正的研究动机则是制造一种二维的薄膜电极阵列，用于在弯曲的神经组织表面进行多点电刺激。这种特定的应用需求要求薄膜电极阵列中的每个电极均能够与目标神经组织凹凸的表面形成稳定、贴近的界面结构，这就不得不使用超级柔软并且具有贴附性的绝缘基底材料了，如 PDMS 和 Parylene C。

13.2　柔性微电极的发展历史

第一篇关于柔性电极的论文是 Lawrence Livermore 国家实验室的人工视网膜子团队于 2002 年发表在第二届国际 IEEE-EMB 学会"微技术在生物医学中的应用"特别主题会议上的一篇会议论文，题为 "Stretchable micro-electrode array [for retinal prosthesis]"。这篇论文描述了一种在 PDMS 基底上加工制作一种可拉伸薄膜微电极阵列的方法，这种可拉伸薄膜微电极阵列是为植入眼睛的人工视网膜系统而开发的视网膜上膜假体。

作为南加州大学 Mark Humayun 教授领导的、由美国能源部资助和多实验室联合参与的一个为期三年的人工视网膜研究项目的一部分，Lawrence Livermore 国家实验室微技术中心由 Peter Krulevitch 领导的生物医学微系统团队负责研发一款能够贴合到弯曲的视网膜外表面的柔性薄膜微电极阵列，用作电子成像系统和人的视网膜之间的信号转接口，通过薄膜微电极阵列直接电刺激视网膜后端的神经元。在第 16 章中，我们将详细了解人工视网膜研究的历史。

由于 PDMS 这种材料兼具良好的柔软、电绝缘、微加工、生物兼容和廉价等特性，这种基于 PDMS 基底的柔性微电极技术随后引起了神经工程领域众多的其他应用兴趣。大家比较熟悉的 Neuralink 的"微丝电极"技术便是这种 PDMS 电极的后续衍生品，而且其原型同样出自 Lawrence Livermore 国家实验室的同一个团队。在第 18 章中，我们将会详细了解 Neuralink 的故事。

基于 PDMS 基底的柔性微电极技术承袭了 20 世纪 90 年代基于较硬的 Polyimide 塑料基底的薄膜微电极阵列技术的诸多应用动机，主要用于在弯曲的神经组织表面进行电记录和电刺激。由于同样厚度的 PDMS 要比 Polyimide 柔软得多，基于 PDMS 的薄膜电极更容易与弯曲的神经组织表面紧密贴合，从而形成良好的电信号传递接触。这正是 Lawrence Livermore 国家实验室选用 PDMS 作为基底材料来开发人工视网膜的电刺激薄膜电极阵列的材料特性原因；也是后来为了满足诸多其他神经接口的应用需求，如大脑表面记录等，而大力开发基于 PDMS 基底的柔性微电极技术的重要原因。

开发基于 PDMS 基底的高密度、柔性可拉伸微电极阵列技术正是我在佐治亚理工学院的博士论文课题，我从 2005 年开始参与的这个项目在 2007 年获得了国立卫生研究院的 R01 基金支持。我的博士论文导师 Stephen P. DeWeerth 教授当时的整体项目构想是针对因脊髓受伤而导致下肢瘫痪的病人，开发一种称为"神经电子桥"的电子神经信号转接系统，将下肢运动控制的信息从大脑运动皮层中提取出来，转换成相应的电刺激时空序列，通过一个植入在腰部脊髓表面的薄膜电极阵列施加于脊髓的下肢控制部位，从而绕过信号传递中断的脊髓受伤部位来重构信号通路，使得病人能够重新恢复行走。我负责作为整个项目关键之一的神经接口的研究。我们实验室在前期的调研中，针对在脊髓表面的紧密贴合性的特定应用需求，通过多方论证，最终选择使用 PDMS 作为薄膜微电极的基底材料。在我加入之前的一年时间里，实验室已经开发出了 PDMS 柔性电极的雏形技术，我在此基础上，继续为脊髓表面的电刺激应用开发柔性薄膜微电极阵列。随后，由于我开发出了性能更好、集成密度更高的 PDMS 微电极阵列技术，我们也同时开始为这种技术寻找其他方面的生物医学应用，包括人工视网膜、大脑表面 ECoG 电记录、外周神经和肌肉记录等。

与此同时，当时还在普林斯顿大学做研究员的 Stéphanie P. Lacour 博士（现为洛桑联邦理工学院（EPFL）的教授）和哥伦比亚大学的 Barclay Morrison 教授正在一起大力推广柔性电子的概念，她们给这一概念起了一个非常拗口的名字："Stretchable Electronics"。而这一领域的定义性论文是 Stéphanie 在普林斯顿大学的导师 Sigurd Wagner 教授，于 2004 年发表在 *Physica E: Low-dimensional Systems and Nanostructures* 杂志上的题为"Electronic skin: architecture and components"的文章。Stéphanie 是纯粹从电子电路的角度来考虑如何把印制电路板做成柔软的可拉伸形式的。Barclay 在自己的创伤性脑损伤研究中，需要使用一种可拉伸的薄膜神经电极阵列，以定量研究大脑离体切片在培养液中被机械应力拉伸后在神经元层面的病理和电生理变化。

通过每年在材料研究学会的春季会议（Materials Research Society Spring Meetings）组织学术研讨会的方式，Stéphanie 和 Barclay 把做柔性电子和柔性神经电极的研究者们聚集到了一起。

我是在 2007 年春季第一次参加她们这个学术研讨会的，并发表了我关于可拉伸神经电极研究的第一篇会议短文；随后，我便成了这个研讨会的积极参与者和核心成员之一。经过在这个研讨会上多年的交流和探讨，大家发现柔性神经电极阵列是柔性电子的一个特别好的应用场景。连 Stéphanie 本人在 2007 年开始她的独立研究以后，也全力涉足柔性神经电极阵列的研究。再后来，一些其他的知名科学家，如当时在伊利诺伊大学香槟分校的 John A. Rogers 教授、斯坦福大学的鲍哲南教授和东京大学的 Takao Someya 教授，也加入了我们这个研讨会，进一步壮大了柔性电子和柔性神经电极研究的声势。鲍哲南和 Takao 曾经是 Rogers 教授在贝尔实验室的团队成员，贝尔实验室关门以后，他们集体转投了学术界。

再后来，由于美国联邦政府科研基金的导向性刺激，更多的其他领域的知名科学家相继进入神经接口领域，其中就包括哈佛大学做纳米材料和器件的 Charles M. Lieber 教授。这一时期，从 Lieber 教授实验室里走出了一批在神经接口领域成就卓著的青年科学家，他们把纳米材料和工艺运用到了神经电极的设计和制备当中，发明了很多令人耳目一新的新型纳米神经电极。这其中就包括我的两位好友：芝加哥大学的田博之教授和莱斯大学的解冲教授。

13.3 进一步的微型化和可插入式设计

早期的柔性电极的设计主要用于在弯曲的神经组织表面进行电记录或电刺激，包括视网膜、大脑、脊髓、神经和肌肉的表面，所需的材料机械特性是柔软、易与凹凸不平的软组织表面紧密贴合。但这样的材料特性带来的一个问题是无法像其他硬质电极阵列那样直接将电极插入神经组织内部。后来渐渐开发出两种方法：一是利用一个辅助插入的工具，将柔软的电极丝或带送入软组织内部，就像穿针引线那样；二是在柔性电极两面涂上遇到体液即会由硬变软的纳米复合材料。这种受海参真皮结构 - 功能启发制成的纳米复合材料，在晾干的状态下具有足够的硬度，能够帮助电极针身在冲力下刺穿并进入脑组织，当进入后即被组织液软化，留下柔软的电极针身嵌于其中。我在佐治亚理工学院的神经工程实验室的一个师姐 Maxine A. McClain 的博士论文就是用 PDMS 来制作丝状微针电极的，她考虑如何用这种硬性蛋白质来辅助递送她的超柔软丝状电极，她的相关工作发表在 2011 年的 *Biomedical Microdevices* 杂志上。

当后来神经接口领域的研究者们认识到，不仅电极材料的柔软度有益于减小电极植入后机体的长期免疫排斥反应，而且电极的超低维度也有同样的效果。于是，将神经微电极做软、做细变成了一个趋势。

解冲博士从哈佛大学 Charles M. Lieber 教授的实验室完成博士后训练并于 2014 年在得克萨斯大学奥斯汀分校开始教授生涯后，便致力于开发他称之为"纳米电子线 - 电极"（NET-e）的神经微电极。他们最早的成果发表于 2018 年的 *Advanced Science* 杂志。他的研究团队在宽度为 10 μm、厚度为 1 μm 的 SU-8 光刻胶（一种环氧基聚合物，类似塑料）基底上制作了单排的金薄膜微电极阵列，如图 13-1 所示。这种 NET-e 通过一个直径小于 10 μm 的硬质递送针插入小鼠的脑组织，并进行随后的电信号记录。虽然在材料、设计和工艺上都不同，Neuralink 在 2019 年发布的"微线电极"仍属于与 NET-e 同类型的丝状柔性电极，他们使用的是 Polyimide 基底，且设计尺寸稍大；电极的植入也使用了类似的穿针引线的递送方法。

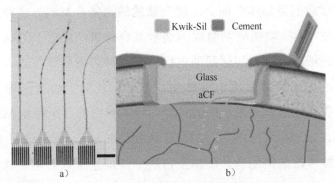

图 13-1　a）纳米电子线 - 电极（NET-e），右下角黑色标尺长为 200 μm。b）NET-e 在小鼠大脑皮层植入的示意图。Kwik-Sil，一种硅胶黏合剂；Cement，医用水泥；Glass，玻璃；aCF，人工脑脊液。图片来源于参考资料［96］，经 CC BY license 授权

13.4　柔性微电极所面临的问题

当插入式丝状柔性微电极被 Neuralink 商业化的宣传带火时，我们在第 11 章中介绍的电极植入后引起的机体的长期免疫排斥反应仍然没有彻底的解决方案。至今为止，解冲教授团队的 NET-e 在大鼠脑内的使用时间也只有几个月。下一阶段，Neuralink 将开始为期六年的临床试验，以验证他们的 The Link 脑机接口系统。

另一方面，柔性薄膜表面电极虽然面临较小的免疫排斥反应，

但通常情况下在植入后存在难以固定的问题。Mark Humayun 教授的人工视网膜技术后来通过一家名为 Second Sight 的公司进行商业化，曾有多名视觉障碍患者在眼睛里植入了他们的柔性薄膜表面电极阵列。我们将在第 16 章做进一步了解。

　　因此，柔性微电极是否能够成功地突破侵入式脑机接口临床应用所面临的电极长期免疫排斥反应的瓶颈问题，仍然需要更多的科研开发和临床验证。

第 **14** 章

恢复高位截瘫病人的
肢体运动

　　针对为高位截瘫病人恢复行动能力的应用需求，最理想的脑机接口在系统设计中应当最小化人造部件的引入并最大限度地利用病人原生的机能。"神经电子桥"这一概念便是这种设计原则的体现。神经电子桥通过在大脑的运动皮层和脊髓断裂处下方植入两个电极阵列，直接跨越脊髓损伤部位实现对中断的神经信号通路的转接。通过我们团队的初步研究以及国际上同行的进一步实验和应用，这一概念正在逐渐成为现实，为神经科学和神经工程开辟了新的可能性。本章将介绍"神经电子桥"这一革命性的脑机接口概念、它的发展历程和初步的科学验证。神经电子桥的概念为截瘫患者带来了希望，它的实现不仅代表了技术上的一大飞跃，也是对脑机接口领域的一次重大突破，展现了科技在医学领域的巨大潜力。

14.1　神经电子桥的概念

　　在 21 世纪的头 20 年里，针对为高位截瘫病人提供基本运动、交流功能的应用场景,科学家们先后尝试了利用从颅内运动皮层提取到的运动意图信息,控制计算机光标、机械手臂,以及通过施加于手臂的功能电刺激来驱动病人自己瘫痪的手臂。然而,针对这一应用场景最理想的脑机接口设计则是从大脑提取运动控制信号,然后将电刺激施加于脊髓断裂处的下方,从而通过电子器件来转接脊髓断裂造成的神经信号通路的中断,以达到恢复病人肢体功能的目的。这种构想称为"神经电子桥",需要两个电极阵列,一个位于大脑的运动皮层,用于上端神经电信号的读取;另一个位于脊髓断裂处下方的脊髓,用于下端神经电信号的输入,如图 14-1 所示。为了减小对神经组织的创伤,两个电极都可以使用柔性薄膜电极阵列进行表面神经电记录或刺激。这种神经电子

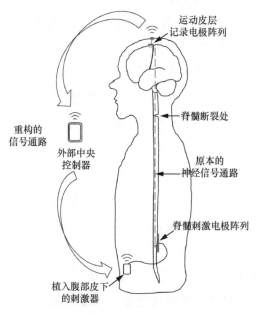

图 14-1 神经电子桥的概念示意图

桥的设计构想针对神经信号通路在脊髓中断的问题直接对症下药，在系统设计中最小化了人造部件的使用、最大限度地利用了病人原生的机能。然而，它的实现难度也是最高的，这也是它直到近几年才得以初步实现的原因。

上面神经电子桥的概念由我的博士导师 Stephen P. DeWeerth 教授在 2004 年左右正式提出并立项，随后获得了美国国立卫生研究院的资助。我的博士论文课题便是这个项目的一部分，负责开发用于脊髓表面电刺激的柔性薄膜微电极阵列。DeWeerth 教授是一名工程领域的科学家。我们的另一位合作者埃默里大学的 Shawn Hochman 教授是一位脊髓生理学家。我们这个团队的成员都是做基础研究的科研人员，没有临床上的外科大夫，所以我们的研究目标和方法是探索神经电子桥这一概念的可行性原理，并为之开发相应的神经电极器件，整个项目的第一期五年并没有搭建整个系统并做动物植入实验的计划。

我们的研究成果为推进神经电子桥这一终极脑机接口概念奠定了三个方面的基础：1）我们完善地提出和定义了这一概念，并通过发表的论文向领域内的同行介绍和推广了它；2）我们探索了用柔性薄膜微电极阵列进行脊髓表面电刺激来恢复下肢基本运动功能的神经生理学原理；3）我们开发了高密度、高集成度的柔性薄膜微电极阵列技术。我们在这三个方面的贡献被之后的科学家们所承袭，并将神经电子桥这一科幻概念最终实现。

在我 2011 年博士毕业的时候，我们的神经电子桥项目已经接近尾声。在柔性薄膜微电极阵列技术的开发方面，我们取得了丰硕的成果，并将这一技术的应用推广到神经科学和神经工程的其他方面，包括肌肉微电刺激和记录、外周神经电刺激和记录等。然而，我们在神经生理学原理方面的研究却遇到了人为的困难，导致我们最终放弃了继续申请第二期项目基金的计划。

南加州大学的 V. Reggie Edgerton 教授是脊髓生理学领域的一位著名科学家，他是我们研究团队的一个竞争者，当时他的团队在做与我们类似的用脊髓硬膜外电刺激来恢复脊髓损伤患者下肢功能的研究。在 2008 年，Edgerton 教授获得了一个私人基金会的大额资助，每年两百万美元、连续 10 年，让他享有充分的自由做他觉得重要的研究，然后他就建立起了一个庞大的科研团队，使得其他小型研究团队难以在类似的课题上与他们竞争。

他们在 2009 年的一项初步研究结果对我们的研究冲击很大。当时他们声称用于恢复下肢行走功能的脊髓硬膜外电刺激只需一两对电极，而不需要一个高密度的微电极阵列来输入复杂的时空电刺激序列。由于 Edgerton 教授是脊髓生理学领域的权威专家，并且是我们论文稿件和科研项目基金申请的评审专家，与他同处于一个小领域的我们的合作者 Hochman 教授不愿再与他直接竞争，包括通过实验反驳他们的这一观点。于是，我们放弃了向国立卫生研究院申请第二期的资助基金。之后，这项神经电子桥的研究在美国就被冷落了，反而是瑞士的科研团队承袭了我们的思想和方法，最终于近几年在人体上初步试验成功了。

14.2　CPG 假说

我们用脊髓硬膜外电刺激来恢复高位脊髓损伤患者的下肢功

能的神经电子桥概念，是基于以下假说的：对下肢运动进行具体的模式序列控制的神经回路是集中存在于腰椎里的，大脑和小脑只是发出运动的起始、终止以及调控信号。这一假说被称为"中枢模式发生器"（Central Pattern Generator，CPG）假说。

在这一假说下，为恢复高位脊髓损伤患者的下肢行走功能的脑机控制方案就会变得简单许多。脑机接口只需要提取和解码站立和行走的有意识的基本控制意图，然后跳过脊髓断裂处将这些控制意图以时空电刺激序列的方式施加到相应的腰椎部位的脊髓表面，来激活和调控 CPG 就可以了。

这里的难点在于如何将大脑运动皮层的肢体运动意图转换成在腰椎脊髓表面用以激活和调控 CPG 的电刺激模式。因为这里涉及两层映射：第一，来自大脑的运动意图在腰椎脊髓内部被自然地转换成什么电信号模式；第二，如果想要在上部脊髓断裂的腰椎脊髓内部重建这种自然的电信号模式，在腰椎脊髓的表面应该用什么样的电刺激模式序列。

如图 14-2 所示，脊髓里的运动神经元分布在脊髓的腹部一侧，通过手术是比较难以触及的。通常的手术方案是将薄膜微电极阵列放置在脊髓背面的硬膜上，以减小手术的难度和带来的创伤。这样的手术方案目前在临床上用于植入柔性电极阵列，通过电刺激来抑制长期疼痛。

然而，脊髓背面纵向分布的是感觉神经元的轴突纤维，将电极放置在脊髓背面只会直接激活感觉神经元。幸运的是，在人体步态运动的控制中，闭环感觉反馈发挥着重要作用，仅仅通过激活下肢的感觉反馈通路，同样可以激活 CPG。只是这种电刺激的输入方式需要将来自大脑的运动控制意图进行一个额外的中间环

节的转换，即"大脑的运动意图→脊髓背面的电刺激模式序列→
脊髓内部运动神经元的目标电活动模式序列"。

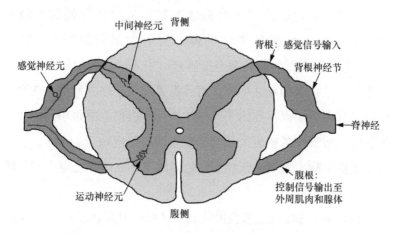

图 14-2　人的脊髓横剖面结构示意图。脊髓的外周淡色部分为白质，是神经元的被髓
鞘包裹的轴突纤维；中间呈"蝴蝶"形状的深色部分为灰质，是运动神经元和中间神
经元的细胞体；感觉神经元的细胞体存在于附着在脊髓侧面的背根神经节内

　　例如，在 2016 年的《自然·医学》杂志的一篇论文中，洛桑
联邦理工学院 Grégoire Courtine 教授的团队为了开发出能够重现大
鼠后腿行走过程中运动神经元的自然激活模式的电刺激方案，先
计算了健康大鼠在行走过程中后腿肌肉协同作用的时空激活模式，
然后用计算机模拟确定了能够通过激活本体感觉反馈回路来实现
的每个后腿肌肉协同作用的最佳的脊髓硬膜表面电极的安放位置。
这一结果被用来指导柔性薄膜电极阵列和实时控制软件的设计，
以精确的时间分辨率来调节伸肌和屈肌的协同作用。

14.3　早期的研究

　　在我们的神经电子桥研究项目中，我们的合作者 Hochman

教授主要负责研究"脊髓背面电刺激模式序列→脊髓内部运动神经元的目标电活动模式序列→可观测的下肢运动输出"。他的课题组使用一种离体的初生大鼠的脊髓和下肢模型，我们向他们提供能够包裹在初生大鼠的脊髓（直径为1 mm左右）表面的薄膜微电极阵列。由于他们的初生大鼠离体脊髓和下肢模型的尺寸很小，而且需要浸泡在培养液里，这给我们的薄膜微电极设计提出了严峻挑战：不但尺寸要很小，而且还得能够与溶液中的初生大鼠的脊髓表面很好地贴合。最终，我们选择了更柔软、表面贴合性更好的硅橡胶 PDMS 作为电极的基底材料。

2011 年，Edgerton 教授的团队在《柳叶刀》杂志上发表论文，报道了一例临床研究，该研究通过一个植入腰椎脊髓表面的 16通道薄膜电极施加电刺激，成功帮助下肢瘫痪的病人保持站立姿势，并产生类似步态的运动模式。这并不是一个完整的脑机接口系统，外部控制的电刺激模式是根据实践经验人为施加的。值得注意的是，他们团队使用了 16 通道的表面电极阵列，而非像他们在 2009 年的初步结论中所说的那样，要反对使用多电极阵列——我们团队的 Hochman 教授当时在坚持自己的研究主见方面显得保守了。

其实，在科学研究的历史上，经常出现有威望的科学家将一个领域或方向带偏甚至带错的例子。来自知名科研团队的研究结果虽然可信度更高，但并不能保证结论一定正确。中青年科学家对自己的研究主见，在充分论证和实验的前提下，应该保持足够的自信。甚至有些时候在没有足够数据的情况下，对于自己研究的判断可以按照直觉走，虽然直觉可能会错，但其成功的回报远大于失败的损失。揭示真理需要时间，可以是几个月、几年甚至上百年。随着时间的推移，很多实验结论也不见得都错或者都过时，那些在特定条件下相对正确的方面仍然会被时间所保留，成为附着在我们知识雪球上的新的一层积雪，随着雪球继续向前滚动。

2015 年，从剑桥大学搬到洛桑联邦理工学院的 Stéphanie P. Lacour 教授和该校脊髓损伤修复专家 Grégoire Courtine 教授合作，在《科学》杂志上发表了题为 "Electronic dura mater for long-term multimodal neural interfaces" 的论文。该论文的第一作者是我的好友 Ivan R. Minev，现为谢菲尔德大学（University of Sheffield）的教授。在这篇论文中，他们整合了我们实验室开发的高密度 PDMS 柔性电极的工艺技术，制作出了性能更好的 PDMS 柔性薄膜电极阵列，并在脊髓瘫痪的大鼠模型上尝试我们先前提出的神经电子桥脑机接口的概念，即使用一个薄膜电极阵列从大脑的运动皮层表面记录运动意图信号，通过外界电子设备处理、解析并生成控制下肢的电刺激序列模式，再将这种电刺激通过贴于腰椎脊髓硬膜表面的柔性薄膜电极，施加于脊髓的感觉神经反馈回路，试图恢复因脊髓损伤而瘫痪的大鼠的下肢基本运动。

然而，由于科学家们对大鼠运动皮层的运动控制位置和机制的了解比人类自身的要少很多，在他们的系统中无法提取出大鼠的下肢运动意图，甚至也无法确定在记录大脑信号时大鼠是否有下肢运动的意图。另外，将记录到的大脑信号映射成相应的脊髓背面的电刺激序列也是一大挑战。他们的大鼠系统无法实现预期的电信号控制效果，但是他们的研究为展现柔性薄膜电极的优势，提供了直接的实验证明。

他们在实验中对比了 120 μm 厚的 PDMS 硅橡胶薄膜电极和 25 μm 厚的 Polyimide 塑料薄膜电极在植入后对脊髓的长期（6 周）影响，发现较硬的 Polyimide 基底材料导致脊髓表面部位的应力形变和免疫排斥反应，而较柔软的 5 倍厚度的 PDMS 薄膜则未对脊髓造成类似的损伤。

此外，他们还在 PDMS 薄膜电极中集成了一个微流体药物递送功能，在植入脊髓硬膜上时，可以从外部向脊髓表面注射 5- 羟色胺类刺激性药物。这种药物先前被证明能够激活腰椎脊髓里的 CPG，进而产生简单的下肢行走节律运动。他们也确实观测到了这一预期结果。

在这项研究中，他们充分展示了植入式的 PDMS 电极阵列对神经组织的长期机械应力影响和多功能集成的优势，为柔性电极的研究做了一个很好的宣传。

14.4　恢复下肢行走功能

最终实现神经电子桥这一最具挑战的脑机接口概念的是洛桑联邦理工学院的 Grégoire Courtine 教授主导下的多方联合团队。从 2014 年至今，Courtine 教授团队在《科学》《自然》及其子刊上发表了一系列研究论文，一步步朝着这一终极概念迈进。起初他们是在大鼠脊髓损伤模型上使用开环的外加于腰椎脊髓硬膜表面的时空电刺激序列来提高步态控制的效果。然而，由于对大鼠运动皮层的运动控制位置和机制的了解不足，在上面提到的 2015 年的《科学》杂志报道的研究中，他们并没有成功实现神经电子桥的控制功能。到 2018 年，这一神经电子桥的概念在大鼠脊髓损伤模型上，也只能简单地帮助提高步态控制的效果。

2016 年，Courtine 教授团队首次在恒河猴模型上搭建了完整的神经电子桥系统，他们将其称为"脑 - 脊接口"（Brain-Spinal Interface）。他们将一片犹他电极植入健全猴子的左脑运动皮层的腿部区域，用于提取右腿的运动控制意图信息；又将一个 16 通道的 Polyimide 薄膜电极阵列植入猴子腰椎脊髓硬膜表面。直接驱动这个薄膜电极阵列的，是与之相连的一个植入在背部的电脉冲刺激器。置于头顶的信号处理解码器与背部的刺激器通过无线通信相连接，对犹他电极采集到的颅内信号进行解析处理后，将其转换成时空电刺激序列，然后将这种电刺激序列通过 Polyimide 薄膜电极输入腰椎脊髓硬膜表面，用以激活步态运动的本体感觉反馈回路。在验证了植入系统的正常功能后，猴子胸椎位置右侧的半边脊髓被手术切断。手术完成六天后，这一脑 - 脊接口便能使猴子瘫痪的右腿在跑步机和地面上恢复负重步行。

2022 年，Courtine 教授团队在《自然·医学》杂志的一篇研究中，发现电刺激与下肢运动相关联的背根神经节的上行神经，比刺激脊髓背面的上行纤维效果更好，从而建议将薄膜电极阵列中电极的位置对准背根神经节的上行神经进入脊髓的入口区域。

2023 年，Courtine 教授团队在一名因颈部脊髓损伤而全身瘫痪的病人身上，实现了这一脑 - 脊接口系统，使得这位病人能够自主控制站立和自然行走。在这一系统中，两个 64 通道的 ECoG 电极被植入左右感觉运动皮层的硬膜之上，用于收集 iEEG 信号；一个 16 通道的柔性电极阵列被植入腰椎脊髓硬膜上，电极定位于背根神经节的上行神经入口区域，并连接到一个植在腹部皮下的电脉冲刺激器上。病人的头上戴着两个天线装置，一个用于通过电感效应给颅内的植入电子器件供电，另一个用于将采集到的 iEEG 信号无线传输给背在背上的便携式基站和处理器。处理器对 iEEG 信号进行解析处理后，生成脊髓表面的时空电刺激序列，并通过无线通信控制植在腹部的刺激器。最终，时空电刺激序列通过脊髓硬膜上的柔性电极输入脊髓背面的本体感觉反馈回路，用以激活下肢肌肉群的协同运动模式。

至此，一个酷炫的科幻概念，通过我们 20 多年的集中攻关，在临床上初步实现了。

14.5　恢复手的功能

神经电子桥的概念在恢复上肢运动的脑机接口中同样适用，但由于上肢的神经运动控制机制更为复杂，这方面的研究工作才刚刚开始。

2022 年和 2023 年，匹兹堡大学 Marco Capogrosso 教授的团队在《自然·神经科学》和《自然·医学》杂志上分别发表了两篇文章，介绍了利用外加的开环颈椎脊髓硬膜外电刺激，分别在因脊髓损伤或脑梗而瘫痪的猴子和病人身上实现了对手和臂控制的增强效果。Capogrosso 是 Courtine 教授的得意门徒。

在 Capogrosso 团队于 2023 年 2 月发表了利用开环脊髓硬膜外电刺激来控制人的手臂的研究结果后，搬到 Feinstein 医学研究所的 Chad Bouton 教授团队，于同年 7 月在新闻媒体上报道了他们利用神经电子桥进行人体手臂控制的初步研究，但迄今为止，该团队还没有发表学术论文来详细报道他们的研究结果。

　　总之，神经电子桥这一概念，目前才刚刚在临床试验上取得初步突破，我们期待在下一个十年、二十年中，这一技术能够进一步迈向最终的临床应用。

第**15**章

语言通信脑机接口

从功能角度来看，除了以恢复瘫痪病人肢体运动为目的运动型脑机接口外，研究较多的还有为无法说话的瘫痪病人提供语言通信功能和为失明患者恢复视觉的脑机接口，在这一章和下一章中，我们将分别介绍这两类专用脑机接口系统。

15.1 应用场景

有一类可以导致人体全身自主肌肉瘫痪的疾病，如"闭锁综合征"（Locked-in Syndrome）。这是一种罕见的神经障碍，其症状是身体中除了控制眼睛移动的那部分外，所有部位的主动肌肉完全麻痹。患有闭锁综合征的个体，意识清醒，但由于身体的主动肌肉麻痹，他们无法移动或说话。该综合征是由于大脑的特定部分，特别是脑桥（位于脑干的一部分）受损导致的，主要成因包括脑干中风（最常见的原因）、创伤性脑损伤等。

再如渐冻症，其医学名为"肌萎缩侧索硬化"（Amyotrophic Lateral Sclerosis，ALS）。这是一种进展性的神经系统疾病，主要影响控制肌肉收缩的运动神经细胞在大脑、脑干和脊髓中的功能。随着时间的推移，病情会越来越严重，导致肌肉逐渐减弱和萎缩，最终使患者难以移动、说话、吞咽，甚至呼吸。英国理论物理学家史蒂芬·霍金（Stephen Hawking）就是最著名的渐冻症患者之一。

在以上这两类疾病中，尽管患者具有完全清醒的意识，能够正常思考和推理，但由于肌肉麻痹，患者不能移动或口头沟通，这使得患者失去了与外界沟通的能力，严重影响了他们的日常生活。

语言通信脑机接口就是为这一类特殊人群打造一款借助高科技手段的交流方式，以帮助他们与外界交流沟通并传达他们的需求。在第 8 章中，我们介绍的由 Phillip R. Kennedy 博士完成的第一例人体侵入式运动脑机接口就是在闭锁综合征患者身上实现的。这一脑机接口系统为该患者提供了通过运动想象来简单地控制计算机光标进行打字或选择的功能。在他的后期研究中，Phil 也投身于直接由大脑信号生成语言的脑机接口研究，足见这一应用场景的重要性。

15.2　早期的工作

由于人类语言功能的复杂性，早期为闭锁综合征和渐冻症患者开发的脑机接口均为更容易实现的运动脑机接口，用以控制计算机光标在屏幕上选择字母来拼写单词和句子。在早年语音识别和控制技术还不发达的时候，瘫痪但能说话的病人是不具备运动控制功能的，他们所需要的是一个能够与物理世界进行行为交互的方式，能够用运动想象控制计算机光标，从而能够拼写打字、浏览网络、查看和回复电子邮件，就意味着简单地满足了这一需求。另一方面，对于瘫痪且不能说话的病人来说，能够控制计算机的光标，不仅意味着能够与物理世界进行行为交互，还意味着可以在计算机屏幕上打字来发出合成语音交流。所以，早期的侵入式人体运动脑机接口将这一应用场景作为研究目标。

除了上面提到的 Phil 的工作，在第 9 章中提到的 John P. Donoghue 教授团队在 2006 年的研究也属于这一类。当然，这种控制光标在计算机屏幕上进行字母选择的脑机接口也可以利用非侵入式的 EEG 来实现，我们在第 6 章中对此有专门的介绍。但考虑到闭锁综合征和渐冻症患者的特殊身体情况，基于 EEG 的脑机接口的使用效果更差，所以本章将专门讲述侵入式的语言通信脑机接口。

侵入式脑机接口研究的一个非技术性障碍是，如何在人体上进行实验研究。这一点在语言通信脑机接口上尤为明显，因为人类语言无法在猴子模型上实现，这也正是侵入式语言通信脑机接口起步较晚的一个重要原因。

转机来自 2004~2008 年间，纽约州卫生部的 Gerwin Schalk 博士的独特研究方法。我们在第 6 章中介绍过的 Jonathan R. Wolpaw 博士在 20 世纪 90 年代的开创性 SMR-BCI 工作，也是在这一部门进行的，所以这个单位有很强的 BCI 研究背景。Schalk 博士的这些研究工作并没有发表在大众的 CNS 级别的科学期刊上，而是发表在刚成立没几年的神经工程领域的专业杂志 *Journal of Neural Engineering* 上。Schalk 博士团队研究的仍然是利用手臂运动意图来控制计算机光标进行一维和二维移动的运动脑机接口，但与同时期的其他团队不同的是，他们使用的是从人脑的运动皮层表面记录到的称为 ECoG 的电信号。也许是受到 Wilder Penfield 的研究方法的启发，他们直接使用了临床上用于开颅后进行癫痫病灶检测的 16~64 通道的低密度贴片电极阵列（电极直径 2.3 mm，电极中心间距 1 cm）。ECoG 在侵入性和功能性方面介于 EEG 和皮层内记录之间，但与植入皮层内的电极主要记录神经元的电脉冲不同，ECoG 的大脑表面电极记录到的主要信号是局部场电位（local field potential）。Schalk 博士的团队证明，这些局部场电位携带着丰富的运动控制信息。

Schalk 博士团队的工作在这一时期的贡献有两个重要的方面：第一，他们的研究证实，从大脑皮层表面记录到的 ECoG 包含足够丰富的运动控制细节信息，使得基于 ECoG 的脑机接口有望实现接近于基于犹他电极的脑机接口的高性能，包括控制的精度和响应速度；第二，他们的实验是直接在功能正常的人体上进行的，可以在实验中实现复杂的任务分派和有效的交流反馈，从而在很大程度上降低了实验的难度、提高了实验的质量。他们巧妙地利用了癫痫病人在进行癫痫病灶切割手术治疗前，开颅定位病灶的一到两周的时间窗口，来安插他们的实验方案。由于他们只是"临时借用"正在进行癫痫病灶检测的临床上用的标准化 ECoG 电极阵列和大脑处于暴露状态的病人，他们的实验对处于手术室中的病人影响较小，也不干扰病人的正常检测和治疗过程，所以顺利地获得了 FDA 的临床试验许可。癫痫病人在大脑保持暴露的一两周时间里是清醒的，可以正常交流和完成简单的运动任务，这为他们的短暂实验提供了很大的便利和优势。

在 Schalk 博士的以上研究之后，脑机接口领域开始重视 ECoG

的神经接口，并且广泛地采用他们利用癫痫病人手术窗口期的机会进行实验的方法，以获得人体实验的宝贵机会。一方面，与从头皮记录的 EEG 相比，ECoG 具有更高的空间分辨率、更好的信噪比、更宽的频带范围，并且对受试者的训练时间要求更少。另一方面，与皮层内神经元的记录相比，ECoG 的技术难度更低、临床风险更小，并且可能具有更优越的长期稳定性。人们对于 ECoG 表面电极的顾虑，相较插入皮层组织内的犹他电极要小很多；加之基于 ECoG 的脑机接口又有望实现接近基于犹他电极的脑机接口的高性能，这些明显的技术和临床应用优势，使得对于基于 ECoG 的脑机接口的研究在 2010 年以后引起了极大的关注，其中一个重要的应用场景就是语言通信脑机接口。

2010 年，犹他大学的一个团队在 *Journal of Neural Engineering* 上报道了他们用 ECoG 来解码语音的工作。他们将两片特制的高密度 16 通道表面电极（电极间距为 1 mm，阵列面积为 9 mm²）分别放置在一位为癫痫检测而开颅的病人的大脑皮层表面的负责语言理解的 Wernicke 区域和负责面部运动的区域。从记录到的局部场电位中，他们能从一小组词汇中成功地甄别出病人所说的词汇。这一研究提示了使用高密度 ECoG 电极阵列进行口语解码的可能性。

15.3　基于 ECoG 的语言通信脑机接口

近年来，基于 ECoG 的语言通信脑机接口的研究工作主要由加州大学旧金山分校的 Edward F. Chang 教授团队引领。他们使用的是高密度、多通道的柔性薄膜电极，这为早先由我参与开发的高密度柔性薄膜电极技术提供了新的有力的应用场景。

2019 年，Chang 教授团队在早期的技术开发中仍然借用癫痫治疗时植入病人大脑皮层表面的医用 ECoG 电极阵列，来进行他们的实验。所不同的是，这一时期，较高密度、多通道的医用 ECoG 电极阵列被长期植入患者颅内，而非像早先那样让患者处于大脑暴露的状态躺在手术室里。这样既可以采集到信息含量更高的 ECoG，又可以使患者完成时间较长且较复杂的实验任务。

在 Chang 教授团队于 2019 年发表在《自然》杂志的研究中，神经电极的硬件设置和植入都是临床上用于治疗癫痫的现成系统，并没有为他们的语言脑机接口实验进行专门化的定制。他们选择的实验对象是有电极覆盖在其语言感觉运动皮层之上的癫痫病人，但每个实验对象的电极分布却因人而异。Chang 教授团队在这项研究中的主要工作是开发了一个从 ECoG 神经信号到语音的解码器。这个解码器是在一个 25 或 50 个单词的词汇表里训练和工作的。在这个解码算法中，在第一阶段，实时记录到的多通道 ECoG 神经信号被一个循环神经网络映射到发音肌肉运动的表征上；在第二阶段，发音肌肉运动的表征再被另一个循环神经网络映射成语音；这两个循环神经网络先分别进行训练，然后再串联起来。

由于该算法架构中加入了发音肌肉运动的表征这一中间环节，再加上参与实验的癫痫病人能够正常说话，为解码器的训练提供了准确标记的训练数据集（这提供了 2004 年 Kennedy 在无法说话的第四位受试者身上尝试基于玻璃漏斗电极的语言脑机接口时所缺失的闭环训练要素），使得这一训练出来的解码器展现出了更好的效果：不仅能够成功地解码受试者发声的语音，也能解码他们的默念，而且还具有很好的个体移植性，即针对个人训练出来的解码器可以很好地被其他人直接使用。

这一研究的局限在于，语音的解码表达速率（每分钟十几个单词）低于正常的语速（每分钟 150 个单词），解码错误率仍然较高（在 25 个单词的词汇表里，中值错误率为 31%；在 50 个单词的词汇表里，中值错误率为 53%），词汇表的容量非常小。

由于 2019 年这次实验的初步成功和训练出的解码器的可移植性，在之后的研究中，Chang 教授团队随即开发出了专用的语言脑机接口系统，并将其植入失语和瘫痪的病人的语言感觉运动皮层表面，如图 15-1 所示，而非像先前那样借用语言能力正常的癫痫病人，并迁就于癫痫检测治疗的电极设置。在 2021 年发表于《新英格兰医学》杂志的报道中，他们展示了这一系统在一位因脑干中风而导致失语和瘫痪的病人身上，将说话意图的神经信号解码并转换成语音的使用效果。他们将一片特制的 128 通道的高密度 ECoG 电极贴附在语言感觉运动皮层的表面。他们沿用了 50 个单词的词汇表。此外，他们还在算法中加入了自然语言模型，用于在受试者以意图说出的词语的基础上，预测句子中后面的词语，从而显著提高了解码表达速率。这次，他们实时实现了每分钟 15.2 个单词的语速和 25.6% 的中值单词错误率。

在 2023 年发表于《自然》的最新研究结果中，Chang 教授团队在一名因脑干中风而导致失语和肢体瘫痪的病人身上，实时实现了在更大的词汇表（上升至 1024 个单词）内，以更高的解码表达速率（每分钟 78 个单词）和更低的中值错误率（25%），将病人的说话意图转化成文本、个性化的声音及与之相配的虚拟面部表情。这次解码器的训练仅用了少于两周的时间。他们将一片特制的 253 通道的高密度 ECoG 电极贴附在语言感觉运动皮层和颞上回的表面，这个电极区域同时覆盖了口和面部动作的相关区域。

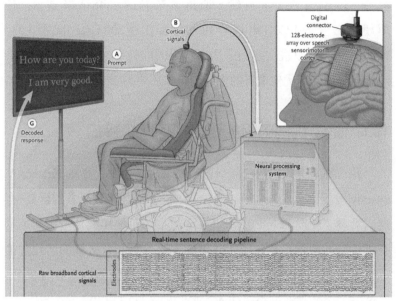

图 15-1　基于 ECoG 的语言脑机接口系统示意图。一片 128 通道的高密度 ECoG 电极被植入失语和瘫痪病人的语言感觉运动皮层的表面，该系统可以将病人说话意图的神经信号进行解码并转换成语音。图片来源于 参考资料 [117]，Copyright © 2021 Massachusetts Medical Society，经授权

这次在性能上的巨大进步得益于：1）使用了更高密度、更多通道数的电极阵列，覆盖了更大的与语言运动功能相关的皮层区域，从而获得了更加丰富的语言和口面动作的信息；2）薄膜电极与皮层表面的物理接触非常稳定，在长时间跨度上可以获得一致的 ECoG 信号，从而可以在长时间跨度上训练和测试解码器，免除了像使用犹他电极的皮层内记录那样，每日在使用前需要对记录到的信号和算法进行半小时左右的校准；3）使用了优化的深度

学习算法。Chang 教授团队的这项最新成果，将这一技术的临床应用前景描绘得更加生动了。

最近，据我的一位好友和同行、杜克大学的 Jonathan Viventi 教授，刚刚发表于《自然·通讯》杂志的研究结果显示，使用超高密度的 ECoG 电极阵列（电极直径 200 μm，间距 1.33~1.72 mm），可以进一步提升语音解码的准确率，所达到的解码准确率甚至比使用犹他电极的皮层内记录还要高出 35%。

15.4　基于犹他电极的语言通信脑机接口

另一种语言通信脑机接口的策略，由斯坦福大学的 Krishna V. Shenoy 教授团队实现。在 2021 年发表于《自然》杂志的研究中，他们沿袭了先前 Leigh R. Hochberg 教授团队使用犹他电极的运动脑机接口的架构，通过植入在运动皮层的手和臂区域的两片犹他电极，采集手臂瘫痪病人用手写字的动作意图的运动神经信号，通过一个循环神经网络将病人所要写的字母识别出来并生成文本。他们实现了每分钟 90 个字母的速度和 94.1% 的实时正确率。

在 2023 年发表于《自然》杂志的研究中，Shenoy 教授团队改用了 Chang 教授团队的语言脑机接口的策略，但在失语的瘫痪病人的与语言发音相关的皮层区域内植入了四片犹他电极，用于检测病人说话意图驱动的发音运动的神经信号序列，将其通过一个循环神经网络转化成相应的音素序列，然后再通过一个语言模型将这个音素序列转化成文本输出。这项研究实现了每分钟 62 个单词的速度，在 50 个单词的词汇表中实现了 9.1% 的错误率，在 125000 个单词的词汇表中实现了 23.8% 的错误率。这样的结果，使得这一脑机接口在性能上更接近实用需求。

　　与上面 Chang 教授团队的 ECoG 语言脑机接口系统相比，虽然犹他电极的电极间距（400 μm）更小，但四片电极所能覆盖的大脑区域要小很多。然而，得益于语言发音运动在皮层内的交互重叠表征，这一神经接口架构仍然能够实现准确的语音意图解码。

　　然而不幸的是，Krishna V. Shenoy 教授在 2023 年 1 月 21 日因胰腺癌与世长辞，享年 55 岁。脑机接口领域因此损失了一位重要的科学家。

第 **16** 章

感觉脑机接口：人工视网膜

感觉脑机接口是脑机接口的一个重要类别。人体有视觉、听觉、嗅觉、味觉和触觉五种感觉，嗅觉和味觉目前尚无脑机接口研究；触觉脑机接口，如在第 12 章中提到的，是作为附加在运动脑机接口系统中的功能来实现的；听觉的神经接口——电子耳蜗——是最早商业化的神经假体，由于没有与大脑直接连接，所以严格意义上讲，这不能算是脑机接口；视觉脑机接口是感觉脑机接口中最重要的类别，它的实现有多种方式，从严格意义上讲，只有直接与视觉皮层连接的才算视觉脑机接口，而适用范围更广的人工视网膜，只能在广义上勉强归为脑机接口的范畴，这里我们姑且将人工视网膜归为前端的脑机接口。

16.1 应用场景

视觉脑机接口的目标都是为失明患者恢复视力，但实现的技术架构有所区别。几类较普遍的视网膜疾病，包括视网膜色素变性和黄斑变性，是导致失明或视觉障碍的常见原因。在这类疾病中，如图 16-1 所示，视网膜内的感光细胞——视锥和视杆细胞——开始退化，但视觉通路下一阶段的双极细胞和节细胞则保持健康。

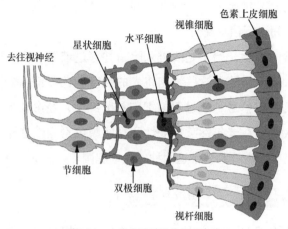

图 16-1 人类视网膜的结构示意图

16.1.1 视网膜的构造

图 16-1 中的视网膜在眼球后部的内表皮上，位于玻璃体与脉络膜之间。它负责接收光线并将其转化为神经信号，然后通过视觉通路传递至大脑进行解读。在视网膜上有两种主要的感光细胞，即视杆细胞和视锥细胞。视杆细胞主要负责黑暗或低光条件下的视觉，对光线的强度敏感度较高，但无法识别色彩；而视锥细胞在光照充足的条件下工作，负责彩色和高清晰度的视觉，其中有三种视锥细胞，分别对红、绿、蓝三种基本颜色敏感。这些感光细胞与双极细胞连接，将它们输出的电信号向双极细胞进一步传递。节细胞收集来自双极细胞的信息，并通过视神经把信号向大脑传递。

此外，视网膜中还有水平细胞与星状细胞，它们进行横向的信息传递和调制，帮助视网膜进行初步的信息处理。色素上皮层位于视网膜的最外层，紧贴脉络膜，它为感光细胞提供营养并吞噬受损的感光细胞片段。内外层间的突触连接则允许视网膜的不同细胞之间进行信息交流。

正常的视觉开始于光线进入眼睛并穿过玻璃体击中视网膜上的视杆和视锥细胞，这些细胞将光的强度和色彩信息分别转化为电脉冲的频率信号，通过双极细胞和节细胞，经由视神经，最终传递到大脑。在老年性黄斑变性和视网膜色素变性这样的视网膜退化疾病中，视杆和视锥这两种感光细胞凋亡，造成失明。

16.1.2 视觉脑机接口的类别

对于上述视网膜疾病，视觉脑机接口可以将外置摄像头拍摄的视频信号转换成相应的二维电刺激序列，通过柔性薄膜微电极阵列施加到视觉传导通路中不同的神经组织部位：1）将柔性薄膜微电极阵列放置在眼球的内表面上，用于直接刺激节细胞轴突纤维的，称为"视网膜上膜假体"；2）将柔性薄膜微电极阵列插入原先视锥和视杆细胞所在的位置层，用于直接替代凋亡的感光细胞层，来刺激下一级的双极细胞和节细胞体的，称为"视网膜下膜假体"；3）将电极刺入或裹在视神经上直接刺激视神经；4）将柔性薄膜微电极阵列放置在大脑的视觉皮层表面来直接刺激视觉皮层。

我们在第 8 章中提到，最早的人体侵入式脑机接口是 1978 年试图构建的称为"Dobelle Eye"的视觉脑机接口。这个系统通过外置的摄像头获取视觉图像并将其转换成二维电刺激序列，再将此二维电刺激序列直接作用于视觉皮层，用于帮助失明患者恢复视力。但对于将电刺激靶位定为视神经或视觉皮层的架构，信号变换的技术难度大、手术风险高，所以后来并没有进一步发展。反倒是将薄膜微电极阵列置于视觉通路前端的视网膜上或下的架构脱颖而出。这里我们着重讲述这两种人工视网膜技术。

视网膜是视觉处理的第一个环节，经过玻璃体的光线在视网膜上形成的视觉图像的亮度分布与视网膜内神经细胞产生的电活动，在空间上具有一一对应的线性关系，即视网膜内的感光神经细胞，将投射到视网膜上的光学图像转换成了一个对应的二维电脉冲阵列图谱，亮的地方脉冲频率就高。根据这一原理，在视网膜内的感光细胞因疾病而缺失以后，可以利用人工的电子装置，进行视觉图像的采集和图像到电信号的初级转换，然后再将转换好的电信号序列直接输入视网膜内完好的双极细胞和节细胞层，从而重建完整的视觉通路。这一思路正是人工视网膜的概念。

16.2　波士顿视网膜植入项目

在人工视网膜技术的开发历史中，有两个多单位联合的大团队项目特别引人瞩目，分别产生了累累的硕果：一个是"波士顿视网膜植入项目"，另一个是"人工视网膜项目"。

波士顿视网膜植入项目（简称 BRIP）是一个多方合作的跨学科研究计划，旨在为因退行性眼疾（如视网膜色素变性和与年龄相关的黄斑变性）而失明的人开发视网膜假体以恢复视力。该项目起始于 20 世纪 80 年代，是由马萨诸塞州眼耳医院的眼科医生和麻省理工学院（MIT）的工程师合作的项目。

20 世纪 80 年代，哈佛医学院的神经眼科医生 Joseph Rizzo 博士获得了国立卫生研究院的"医生 - 科学家"奖项的资助，他在这一资助过程中萌生了视网膜假体的构想，并联合了附近麻省理工学院的 John Wyatt 教授，一起开展了这一划时代的跨学科医学应用项目。他们共同组建了一个由生物学家、工程师和临床医生组成的卓越的多学科团队，进行了基础和转化研究。

在那个年代，这种临床医生和工程领域科学家的合作并不多见，这一项目也因其跨多个学科的交叉性特点，成为开启一种新的研究范式的典型案例。这个项目的研究团队包括视网膜生理学、视网膜手术和视网膜解剖学的生物学家，专门从事模拟和数字集成电路设计、微制造、无线通信、材料科学、密封包装和软件开发的工程师，以及神经眼科的临床医生等。BRIP 的研究实验室和办公室位于多个不同地点，包括马萨诸塞州眼耳医院、麻省理工学院、波士顿大学、康奈尔纳米科技设施和加州大学圣芭芭拉分校等。这一项目证明了跨学科合作在创造和推进医学技术应用方面的独特力量，帮助建立了人工视网膜这一研究领域。

该团队一直在研究和完善一种视网膜下膜假体，这种假体包括一个外部组件（安装在眼镜上的小型摄像头）和一个内部组件（植入视网膜下的柔性薄膜微电极阵列）。摄像头捕捉图像并将其转换成二维电刺激序列，然后通过植入的电极阵列刺激视网膜里剩余的活跃细胞，将视觉信息传递给大脑。

这一项目在 2012 年衍生出两个与视觉辅助技术相关的公司：Visus Technology 致力于开发一种便携但非植入式的解决方案，将摄像头拍摄到的重要视觉信息通过听觉和触觉信号传递给盲人；Bionic Eye Technologies 致力于开发和完善这一团队项目最初的视网膜下膜假体产品，以直接恢复盲人的视力。目前，这两家公司都已进入商业化阶段。

与视网膜上膜假体相比，从原理上讲，使用一个薄膜微电极阵列在视网膜内代替缺失的感光细胞层的设计架构，所需的信号处理和转换机制更加简单、实现的视觉效果更好，但在视网膜下植入柔性微电极阵列的手术难度较高。另外，视网膜下膜假体具有较低的眼部感染的风险，减少了对前面玻璃体表面脆弱组织（即结膜）磨损的风险。

16.3　人工视网膜项目

"人工视网膜项目"是另外一个雄心勃勃的跨学科研究计划，同样旨在为患有视网膜退行性疾病的盲人开发人工视网膜以恢复视力，但他们的技术方案是视网膜上膜假体。这个项目由南加州大学 Doheny 眼科研究所的 Mark S. Humayun 教授领导。

1988 年，身为眼科医生的 Humayun 教授在临床上发现，即使视网膜内的感光细胞已经退化，视网膜背后的节神经元仍然可以正常工作。基于这一发现，Humayun 教授开始构想一种人工视网膜技术，想通过外置摄像头采集视觉图像，将图像转化为平面电脉冲阵列，然后将这个平面电脉冲阵列施加给位于视网膜内表面的节神经元的轴突纤维（参见图 16-1），从而帮助视网膜退化的盲人恢复视力。

其实，Humayun 教授并非第一个想到这一人工视网膜概念的人，在几十年前就有人提出过类似的概念，但由于当时的科技水平无法实现，所以这一概念就一直被搁置了。现在，Humayun 教授开始重新审视这一在当时并不算新颖的概念，除以上他的新临床发现以外，在 20 世纪 80 年代末期，电子计算机以及微电子芯片技术的发展已经足以让人们构想可以植入人眼的微型电子器件和戴在头上的微型摄像头了。这一次，年轻气盛的 Humayun 教授真是赶上了合适的时候。

经过多年的不懈努力，Humayun 教授拉拢并组建了一个多单位联合的跨学科研究团队，包括 3 所大学、6 个能源部的国家实验室和一家公司。在 2002 年的一次突破性试验中，他们的团队成功地为一个已经失明超过 50 年的患者植入了自研的视网膜上膜假体，这是一个 16 通道的基于 PDMS 的柔性薄膜微电极阵列。我们在第 13 章中提到的 2002 年 Lawrence Livermore 国家实验室发表的世界上第一篇关于柔性电极的论文，正是这一团队对这种 PDMS 电极加工工艺的报道。而后来的 Neuralink 所使用的柔性微线电极的原型，也是由 Lawrence Livermore 国家实验室的同一个团队研发出来的。

为了加速技术研发，2004 年，Humayun 教授的团队获得了来自美国能源部的 900 多万美元的研发资助，用于通过 Second Sight Medical Products 公司来商业化他们的人工视网膜技术。从那时起，全球已有 30 多名志愿者植入了第一代（16 个电极）或第二代（60 个电极）设备。这些设备使失明患者能够区分明暗并定位大型物体。

16.3.1　视网膜上膜假体简介

在 Humayun 教授团队的视网膜上膜假体系统中，一个安装在眼镜上的微型摄像机捕捉图像并将信息无线发送到一个微处理器

（挂在腰带上），该处理器将视频数据转化为平面电刺激序列并将其传输到眼睛上的接收器，接收器通过一个细小的薄电缆将电刺激信号传送到柔性薄膜微电极阵列，刺激位于视网膜内表面的节细胞轴突纤维，将信号向后续视觉通路传递下去。因此，这一人工视网膜设备绕过了失效的感光细胞层，直接将电信号传输到视网膜内后续的视觉功能细胞，从而用技术手段重构了完整的视觉通路。

16.3.2　人工视网膜项目的商业化

Humayun 教授团队的视网膜上膜假体技术是通过 Second Sight Medical Products（以下简称 Second Sight）这家公司来商业化的。Second Sight 由三个先前经营一家人工耳蜗公司的人于 1998 年在加州洛杉矶成立，旨在开发与人工耳蜗对应的视觉版本的技术。

Second Sight 的第一代人工视网膜产品称为 Argus Ⅰ，于 2002~2004 年在 6 名盲人身上开展了临床试验。Argus Ⅰ 使用的是一个一英寸大小的 16 通道的柔性薄膜微电极阵列，允许植入的电子器件与安装在眼镜上的摄像头进行无线通信，它由一个佩戴在腰带上的电池包供电。这一设备使失明患者能够感知灯是开启还是关闭的、描述物体的运动、计算单个物品及在环境中定位物体。

Second Sight 的第二代产品 Argus Ⅱ 使用 60 通道的柔性薄膜电极，植入部分在尺寸上更小、更紧凑，植入手术方案也得到了进一步优化。Argus Ⅱ 在 2011 年 3 月获得了欧盟的上市批准，并在 2013 年 2 月获得了美国的基于人道主义的设备的豁免批准。对于 Second Sight 公司，FDA 的批准是经过 20 多年的研发、两次临床试验，以及超过 2 亿美元的资金投入之后获得的——其中一半来自国家眼科研究所、能源部和国家科学基金会，其余的来自私人投资者。

Argus Ⅱ系统的成本约为 15 万美元，不包括植入手术的费用和学习使用该设备的培训费用。在美国，这一费用被批准可由医保承担。Argus Ⅱ的临床试验由 30 名严重的视网膜色素变性的盲人参与，最长的受试者参与了 38.3 个月。这次试验的受试者们仅在一只眼中植入了该设备。在使用时，从各方面的测试指标来看，多数受试者获得了不同程度的视觉提升，包括在黑色的计算机屏幕上识别出一个白色方块、识别出一个白色条形的移动方向、在屋子内辨别门窗的位置。然而，在这批受试者中，9 个人出现了严重的副作用，包括眼内压低于正常、结膜侵蚀、手术伤口重新开裂、眼内炎症和视网膜脱落。

Second Sight 在 2014 年进行了 IPO，并在纳斯达克（Nasdaq）上市。Humayun 教授也因这一技术的成功商业化，于 2011 年入选了美国工程院院士，于 2015 获得了美国国家技术与创新勋章。2020 年，Second Sight 的 Argus Ⅱ的生产和 Argus Ⅲ（200 个电极）的研发被中止。在 2023 年，该公司被 Cortigent 公司收购。

16.4　世界范围内其他研发工作

人工视网膜技术需要数千个微电极来恢复如阅读和面部识别等功能性视力，然而，高分辨率视网膜假体的研发面临多种工程和生物学的挑战，例如以视频速率向数千个像素传输信息、将电极放置在靠近目标细胞的位置、避免植入物的免疫排斥反应、信号处理以补偿视网膜神经网络的部分损失，以及其他许多问题。

　　在美国和全球其他地方，包括德国、日本、爱尔兰、澳大利亚、韩国、中国和比利时，都正在进行其他的人工视网膜研究项目。这些项目采用了许多不同的设计和手术方法。有些项目展现出很大的前景，但在适应人眼和长时间持续使用方面，尚未展示出实际应用性。迄今为止，已经进展到临床人体试验的项目，包括德国的 Intelligent Medical Implants AG 和 Retinal Implant AG 这两个项目。

第四部分：创业爆发期

（2016 年～现今）

"创新区分领导者和追随者。"

——史蒂夫·乔布斯

侵入式脑机接口还处于技术发展的初级阶段，对科技难点的攻关仍然是重中之重。最先能商业化的应用，将是为重度瘫痪病人提供基本生活自理能力的医疗器械性质的产品。最接近这种商业化潜力的，是创伤更小且能较好规避免疫排斥反应的静脉支架电极和 ECoG 电极技术。

前期铺垫的标志性事件：

- 2009 年，新任 DARPA 项目经理的 Jack Judy 教授，推出了一系列专门研究传统神经电极在体内失效机制和对电极进行相应优化的项目基金，旨在集中资源和力量来攻克这一领域内的大难题，为临床应用打开新局面。

- 2010 年，美国启动了探索和绘制大脑连接图谱的"人脑连接组计划"（Human Connectome Project）。

- 2013 年，奥巴马政府推出了 BRAIN（Brain Research through Advancing Innovative Neurotechnologies）Initiative 计划。该计划通过长期提供大量的科研基金，旨在促进开发能够帮助研究大脑的技术和工具，而非直接研究大脑本身。

- 2013 年，欧盟启动了试图用计算机仿真人脑的"人脑计划"（Human Brain Project）。

- 2016 年，中国启动了脑科学与类脑研究重大项目（"中国脑计划"）。

- 2016 年，美国国立卫生研究院推出了通过刺激外周神经来调控疾病的 SPARC（Stimulating Peripheral Activity to Relieve Conditions）项目，从而形成了对神经工程领域更加全面的资助体系。

- 2016 年，Elon Musk 和加州大学伯克利分校的七名学生一起成立了一家名为 Neuralink 的侵入式脑机接口公司，该公司计划利用位于伯克利附近的 Lawrence Livermore 国家实验室开发出来的柔性微线电极的雏形，构建一种新型的侵入式脑机接口系统产品。

第**17**章

为什么现今的脑机接口产品在市场上很有限

在探讨脑机接口技术的发展历史和现状时，我们不仅关注这种技术的当下科研前沿，更关注这种技术能够对社会经济产生的应用性影响和它未来的战略性潜力。值得注意的是，脑机接口技术的发展不仅是一个科技领域的问题，它也与伦理、社会接受度以及市场需求紧密相关。目前，侵入式脑机接口技术的开发和应用仍然处于技术发展的初级阶段。尽管在过去20多年，该领域取得了前所未有的飞速发展，甚至出现了两个阶段的商业化尝试，但由于这类人机混合系统的技术复杂和需要侵入式人体试验来进行终极开发和验证，从而这类技术的开发和应用受制于高风险、严监管、高成本、长周期等特点，使得相应的商业化进程受到很大的牵制。针对这种具有国家战略性意义的新型医疗器械的技术和转化的特点，必须引入长期的政府层面的政策和资金扶持，来帮助这一领域度过这一段漫长的发展期，直至最终实现关键性应用突破。

本章首先深入分析了侵入式和非侵入式脑机接口的特点、发展现状以及面临的挑战，然后回顾在过去20多年中抚育脑机接口这一领域成长的大环境层面的因素。这些内容为我们提供了一个全面的视角，让我们能够更深入地理解这一前沿科技领域的复杂性和多重维度。

17.1 侵入式脑机接口的优缺点

从第三部分的介绍中，我们看到，相较非侵入式脑机接口，侵入式脑机接口的优势包括功能响应速度快，运动控制精确度高，抗环境干扰能力强，可实现较复杂的功能。其缺点在于需要大型植入手术，手术风险高、系统成本高；系统在较长时间跨度上不稳定，有效使用寿命一般只有几个月；在对比能给使用者带来的益处和需要使用者承担的手术风险和产品费用的情况下，应用场景目前只限于帮助重度瘫痪的病人恢复基本的肢体活动或语言交流的功能。

17.2 当前该领域的科技现状

17.2.1 非侵入式

开发非侵入式脑机接口产品的初创公司，自 20 世纪 90 年代以来就层出不穷，现如今依然活跃的、面向终端用户的非侵入式脑机接口的代表性公司包括美国的 Emotiv、Kernel、Cognixion、Muse、Neurable，中国的强脑科技（BrainCo）、博睿康（Neuracle）等。

非侵入式脑机接口技术发展到现在，已经遇到了技术天花板，能做的基本都做了，但在功能、反应速度和精度上，仍然无法达到流畅的用户体验。在产品方面，应用场景对应非刚性需求，产品设计通常很难达到与使用者的日常生活和工作无缝融合的目标，产品的功能普遍低下，用户使用频率低，产品的用户黏性差。

很多创业公司都能顺利地开发出计划中的产品，但由于以上存在的产品方面的问题，各类产品一直销售不佳，导致很多公司只是昙花一现。其最根本的原因还是，非侵入式的信号采集方式能够获得的神经系统信息非常有限，导致应用功能的开发有心无力。

17.2.2　侵入式

自 2008 年 Cyberkinetics 倒闭以后，侵入式脑机接口的创业领域一直处于低迷状态，神经工程领域内鲜有人进行那样雄心勃勃的 ToC 商业尝试，科学家们对这种技术持更谨慎的观望态度，风险投资行业也不愿意再涉足。

打破这一僵局的人是来自神经工程领域之外的一位大富豪企业家——Elon Musk。2016 年，他与加州大学伯克利分校的七名学生一起成立了一家名为 Neuralink 的公司，在全球引爆了侵入式脑机接口的新一轮创业风潮。

现今，面向终端用户的侵入式脑机接口的代表性公司包括美国的 Neuralink、Paradromics、Synchron，中国的脑虎科技（NeuroXess）、宁矩科技（Neuromatrix）等。更多的大科技公司和做非侵入式脑机产品的小公司也都跃跃欲试，试图设立自己的侵入式脑机接口研发方向。

然而，纵观侵入式脑机接口技术的现状，目前所有的系统全部处于科研或临床试验阶段，能够在植入后短期内实现较为满意的功能，但是植入电极的有效使用寿命只有几个月左右，且性能很不稳定。在产品方面，基本只能针对临床上重度瘫痪的病人进行个人定制（需要大手术、高成本），很难量产以降低成本，且用户付费能力差，因而所面对的市场狭小，利润率低；另外，现有技术还无法实现稳定、长期的产品寿命，阻碍了临床应用的开启。

侵入式脑机接口产品的开发难度很大、周期很长、资金需求量很大。一个非技术性障碍是，由于伦理规则的限制，在产品开发和测试的过程中使用人体受试者受到很大的局限。因此，只有少数公司实体具备研发侵入式脑机接口产品的资源、人才和技术。然而，目前真正阻碍侵入式脑机接口产品进入正式临床应用的，还是在第 11 章中介绍的那个无法破解的科学问题，即机体对植入的神经电极的免疫排斥反应和纤维包裹隔离。这一生物现象导致几乎所有的电极在植入几个月后开始失效，从而造成整个系统功能的下降、丧失和最终失败。

另一方面，很多机构和单位也着眼于通过提高植入神经电极的排布密度和通道数（目前在研的接口已经有超过 1000 个电极通道的），试图提高整个脑机接口系统执行复杂功能的能力。但与上述机体对植入电极的免疫排斥反应相比，提高电极通道数的需求还属于次要的，并且更多的电极数目将使免疫排斥反应恶化。所以，将侵入式脑机接口技术推向市场应用的当务之急，仍然是解决机体对植入电极的免疫排斥反应问题。

17.3　脑机接口进入大众视野的因素

长久以来，虽然脑机接口技术在科幻题材的电影里时有涉猎，但它的研究和产业化一直局限在一个专业的小领域内，普通大众鲜有触及。然而，侵入式脑机接口技术在 21 世纪 10 年代后期进入大众视野，并非偶然，在这里我讲讲这些背后的铺垫工作。

在 21 世纪初，美国大学的研究生院在神经工程方向上是几乎不招募国际学生的。当时，美国的自然科学基金委设立了一个称为 IGERT (Integrative Graduate Education and Research Traineeship) 的博士生奖学金项目，专门用于资助美国的优秀本科毕业生进入研究生院，学习诸如神经工程这样的非常前沿的领域。这一奖学金项目提供的资金非常优厚，获奖的博士生将得到连续五年的薪水资助，这个薪水不但远高于教授通过科研基金提供的博士生助研资助，而且还不用缴纳个人所得税，这对于优秀的本国学生有非常大的吸引力。同时，这对于神经工程方向的教授们也有很大的吸引力，因为招募到持有 IGERT 奖学金的学生，不但质量可以保证，而且读博期间不用付工资，相当于获得优秀的免费劳动力，这在博士生工资在科研经费中占比不小的美国学术界，对于教授们来说不可谓不是一个相当大的诱惑。另外，IGERT 项目资助的学生数量众多，且当时从事神经工程领域研究的教授数量较少，在神经工程专业较强的大学里，如我所在的佐治亚理工学院，这些教授根本不愁招不到持有 IGERT 奖学金的博士生。这就导致这一领域的教授们根本不愿意花额外的精力、风险和科研资金去招募国际学生。总之，自然科学基金委通过 IGERT 这一影响广泛而深远的项目，提前十年在神经工程领域培养和储备了充足的本国新生力量。

我虽然在本科就开始从事脑机接口方向的研究，却是通过申请其他研究方向，才拿到美国读博的助研全额奖学金的。我在佐治亚理工学院入学以后，我们的生物医学工程系当时有一个在前六周让新生通过轮转选择博士论文导师的流程。在我会见神经工程实验室的创建者 Stephen P. DeWeerth 教授时，我独特的学业和研究背景获得了他的青睐，他当场决定吸纳我进入他的课题组，使我意外地获得了在神经工程领域继续发展的机会。我是他十几年从教生涯招收的第二个国际学生，第一个是组里的一个印度裔加拿大籍的师兄。DeWeerth 教授创建的这个神经工程实验室是一个多教授共享资源的大实验室平台，一共有九位教授，没有一个有中国背景。在这个大实验室的近百名学生里，我是唯一一个来自中国的学生，甚至是少有的亚裔面孔之一。在我们当年一起进入这个神经工程大实验室的十几个博士新生里面，除我之外，其他人全部是 IGERT 奖学金获得者。虽然刚开始的时候我在文化交流上感到很吃力，但我很明确地意识到，在毕业后的学术市场上神经工程这个方向将会很有机会。最后的事实也果然如我所料。

从宏观层面来看，2005 年斯坦福大学的 Karl Deisseroth 教授与他的头两个博士生 Edward Boyden 和张锋，一起发明了光遗传（Optogenetics）技术，为神经科学的研究开创了一种独特又强大的新型工具。这一技术糅合了基因工程、神经生物学和物理光学，在哺乳动物的神经元中成功地引入了来自绿藻的光控离子通道，使得可以用特定颜色光线的照射来激发神经元产生动作电位，即用光来刺激神经元。当光遗传技术在基础神经科学研究领域披荆斩棘、大红大紫的时候，到 2009 年，我们传统神经工程领域的科学家们还只是抱着好奇而又保守的态度来审视这一"不速之客"，因为 Deisseroth 教授之前并非神经工程领域的人，大家对他发明的深度跨学科的新奇方法也还很难接受。

但随着光遗传这一新兴领域的迅速崛起，美国国立卫生研究院的智囊团决定借鉴这一跨学科创新的成功经验，敦促时任的奥巴马政府在 2013 年推出了 BRAIN Initiative 计划。该计划长期提供大量的科研基金，旨在促进开发能够帮助研究大脑的技术和工具，而非直接研究大脑本身。因为这个智囊团认识到，要想在大脑研究上取得进一步的突破，必须继续发明像光遗传那样的颠覆式新工具。正所谓"工欲善其事，必先利其器"。Deisseroth 教授正是这个智囊团中的核心成员。这个 BRAIN Initiative 计划在研究范畴上极大地扩展了传统神经工程领域原有的概念和方法，其投入的大笔研究经费吸引了其他许多工程技术领域的科学家们来神经工程领域"抢食"，一时间在神经技术领域造成了百家争鸣的格局。迄今为止，BRAIN Initiative 已经执行了两个五年计划。

在此之前的 2009 年，新任 DARPA 项目经理的 Jack Judy 教授推出了一系列专门研究传统神经电极在体内失效机制和对电极进行相应优化的项目基金，旨在集中资源和力量来攻克这一领域内的大难题，为临床应用打开新局面。因此，这些项目基金大力促进了神经工程领域传统方法和技术的发展。

BRAIN Initiative 主要集中在开发能够帮助研究大脑的工具和技术上，与之相呼应，2016 年，美国国立卫生研究院还推出了通过刺激外周神经调控疾病的 SPARC 项目基金，从而形成了对神经工程领域更加全面的资助体系。其他同期的推动脑科学和神经工程研究的项目还包括 2010 年美国启动的探索和绘制大脑连接图谱的 "Human Connectome Project"，2013 年欧盟启动的试图用计算机仿真人脑的 "Human Brain Project"，以及 2016 年中国启动的脑科学与类脑研究重大项目（"中国脑计划"）。

　　以上这些世界范围内各国政府对脑科学和神经工程技术的前期大量投入，造成了过去十几年神经工程领域科研繁荣的大背景。于是在 2016 年，企业家 Elon Musk 和加州大学伯克利分校的七名学生一起成立了一家名为 Neuralink 的侵入式脑机接口公司，该公司计划利用位于伯克利附近的 Lawrence Livermore 国家实验室开发出来的柔性微线电极的雏形，构建一种新型的侵入式脑机接口系统产品。由于 Musk 的多项成功创业经历、他的公众知名度和在社交媒体 Twitter（如今更名为"X"）上的活跃程度，Neuralink 的创立以及它每年的技术进展发布会迅速地带火了原本只属于一个小圈子的、专业性极强的侵入式脑机接口的创业赛道，普通大众也开始幻想科幻电影中的种种脑机接口技术在不久的将来会变成现实。在下一章中，我们将详细讲述 Neuralink 的发展历史。

第 **18** 章

新型电极赋能新的创业公司: Neuralink 和 Synchron

Cyberkinetics 雄心勃勃地将犹他电极应用到人体脑机接口试验上，但到 2008 年，科学家们在侵入式脑机接口的中长期应用中，意想不到地发现机体的免疫排斥反应对植入的硬质电极的严重破坏性。从 2009 年开始，在 DARPA 大量科研资金的支持和主导下，神经接口领域掀起了一股研究植入电极的失效机理和开发新型长效电极的热潮。在这股浪潮中，产生了各种各样令人兴奋的新型神经接口，其中进入商业化尝试的以 Neuralink 的微丝柔性电极 "Thread" 和 Synchron 的脑血管支架电极 "Stentrode" 尤为典型。下面我们分别讲讲 Neuralink 和 Synchron 在他们新型电极的基础上构建的脑机接口技术。

18.1　Neuralink

坦白地说，Neuralink 的创立和创始人 Elon Musk 的加持，打破了自 2008 年 Cyberkinetics 倒闭以来侵入式脑机接口领域低迷、悲观的创业情绪。尽管领域内的科学家们很不喜欢 Musk 这个外行人的搅局，尽管他们因悬而未决的植入电极的免疫排斥反应问题而不看好 Neuralink 的不合时宜的冲动，然而 Musk 能够投入的巨额资本是科学家们望尘莫及的，他对于消费级侵入式脑机接口产品的设想也是科学家们不能理解的，毕竟商业不是科研，它有其自身的运行规律。

18.1.1　Neuralink 的破局法之一

那么 Neuralink 凭什么有信心从 Cyberkinetics 失败的阴影中走出来呢？答案是一种新型的微线电极。在 Neuralink 成立之初的 2016 年，由 DARPA 资助的前期科研成果已经使领域内的科学家们达成共识，即可以通过将植入式的神经微电极制作得更加柔软、微小来减缓机体对电极的免疫排斥反应。参与创立 Neuralink 的加州大学伯克利分校的学生们了解位于他们校园附近的 Lawrence Livermore 国家实验室开发出来的柔性微线电极技术，所以萌生了使用这种电极来开发更持久的侵入式脑机接口的想法。

图 18-1 所示是 Neuralink 改进的基于 Polyimide 的 Thread 微线电极。虽然 Polyimide 的材质比 PDMS 要硬 1000 多倍，但将这种塑料薄膜的厚度减小到几微米时，制作成的微电子器件可以变得很柔软，尽管不具备弹性。相较 PDMS，Polyimide 在微制造工艺中的优势在于易于在其上加工和排布微型导线和电极，并且可以实现更高的集成密度和成品率。在 2019 年发表的一篇白皮书中，Neuralink 称已经实现了 32×96 个电极的植入式电子系统，这一集成度比当时其他植入式电极系统要高一个数量级。

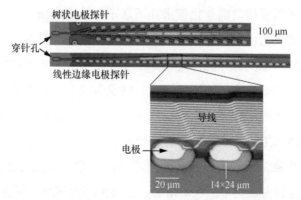

图 18-1　Neuralink 基于 Polyimide 的两种 Thread 微线电极探针设计，探针厚度为 4~6 μm、长度为 2 cm 左右。线性边缘电极探针包含 32 个电极，电极间距 50 μm；树状电极探针包含 32 个电极，电极间距 75 μm。这两种电极探针都是通过前端的穿针孔，被手术机器人用递送针插入目标脑组织中的。为了在植入前方便转移和存储这些长而细的微线探针，加工好的微线探针被临时贴附在一层 Parylene C 的承载薄膜上（图中探针下面的深灰色背景）。植入时，手术机器人会将探针从承载薄膜上揭下来。图片来源于参考资料 [137]，经 Creative Commons Attribution License 授权

18.1.2　Neuralink 的破局法之二

在个人消费 IT 行业起家的 Elon Musk，在 Neuralink 成立之初，就将公司产品的目标定为消费级电子产品。他在招募研发工程师的时候，也侧重招募有消费电子产品背景的人，似乎有意规避医疗器械和神经接口方面的专业人才。他们的招聘广告甚至声称"只要你做过智能手表或手机的研发，那么就请考虑加入我们"。这在医疗器械行业的从业人士和脑机接口的科学家们看来，简直不可思议。或许 Musk 不懂医疗器械的专业性和特殊性，或许他低估了开发侵入式脑机接口这种三类医疗器械的难度，无论如何，最近 Neuralink 似乎认识到了这些，转而将近期产品的目标从消费级调整成服务于特殊神经性疾病或重度瘫痪的病人人群。

然而，值得注意的是，Musk 这个来自消费 IT 行业的创业者

给侵入式脑机接口商业化带来如下启示：第一市场，只有开发出大众消费级的侵入式脑机接口产品，提供人体增强的功能，让普通健康的人也能够和愿意使用，市场才足够大，脑机接口技术才能够深刻地改变人们的生活方式，创业者或企业家才能够更好地盈利。从这种意义上讲，将侵入式脑机接口技术和产品视为下一代人类使用工具方式的革新，一点也不为过。第二量产，企业盈利的一个秘诀就是通过大规模量产来降低单个产品的生产成本，从而供应和占领一个巨大的市场、获得更多的利润。在这一方面，Musk 在 The Link 的产品定义之初，就引进了用手术机器人来微创、快速地植入微丝神经电极的整套产品系统设计，并将手术目标定为不用去医院进行、在诊所即可完成、手术两个小时后便可以回家的消费级体验。在 2019 年发表的白皮书中，Neuralink 的手术机器人可以在一分钟内向大脑皮层植入 6 根微线电极，总计 192 个微电极。

　　Musk 的以上两点商业思维是脑机接口领域的科学家们所不具备的。以售卖犹他电极系统的 Blackrock Neurotech 公司为例，他们的主要客户群体为科研界的科学家们，即使在当下脑机接口研究非常火热的情况下，这样的市场仍然非常狭小。此外，在过去 20 年中，犹他电极系统仅在 30 多名人类受试者身上进行了临床试验研究。虽然 Blackrock Neurotech 的创始人和领域内相关的科学家们为能够在人体上实现这一技术壮举而引以为豪，并且其支持者们常在社交媒体上打压 Neuralink 的新技术发布，称"Neuralink 的技术并没有创新""他们并不是第一个实现某个技术的团队"，然而，从商业的角度来看，Neuralink 并不是要首创某种技术，而是要在已经被证实的科学研究的基础上，开发面向市场需求的应

用型技术产品，它的目标是要占领一个巨大的市场并赚钱。Musk
根本不愿意与脑机接口领域的科学家们去争谁将第一个实现某种
脑机接口技术，因为"首创"这种学术界的游戏规则不属于商业
界。这也是 Musk 跟脑机接口领域内的科学家们的一个重要区别，
本质上两者的思维方式和行业语言根本不同。

综合以上两点，Neuralink 在电极的设计和植入上均具有产业
级别的可扩展性，为硬件系统的升级迭代和产品的市场扩张，从
一开始就构建了工业化的产品方案。

18.1.3　Neuralink 接下来会怎样

2021 年 4 月，Neuralink 展示了一只猴子使用 Neuralink 的 The
Link 脑机接口系统，用运动意图在计算机屏幕上控制光标追踪一
个移动物体的实验。在第 9 章中我们了解到，在 2000 年，杜克大
学 Miguel Nicolelis 教授的团队使用多通道微针电极，在猴子上实
现了脑控机械杆；在 2002 年，布朗大学 John P. Donoghue 教授的
团队和当时还在圣地亚哥的神经研究所的 Andrew B. Schwartz 教授
团队，都训练恒河猴使用运动意图脑机接口，分别追踪计算机屏
幕上的二维和三维视觉目标，他们使用的是犹他电极。

所以，Neuralink 这次在科学上只是重复了学术界 20 年前的实
验结果。据说，Neuralink 的此次实验经授权使用的是斯坦福大学
Krishna V. Shenoy 教授团队在 2006 年开发的高效操控计算机光标
的算法（见第 9 章）。但 Neuralink 并不是一个科研机构，它的目
标并不是要做首次验证的科学实验，它是一家以产品开发为目标
的商业化公司，要在领域内现有科研结果的基础上开发易用、好
用的医疗和消费级产品。在这次公开展示中，Neuralink 验证了他

们开发的基于微丝柔性电极的 The Link 脑机接口系统可以成功地实现已经被科学验证的脑机接口的控制任务。

2023 年 5 月，由于 Musk 个人行为的原因而历经磨难的 Neuralink，终于获得了 FDA 的临床试验许可。同年 9 月，Neuralink 获得一个独立审查委员会的批准，开始招募全身瘫痪的受试者进行为期 6 年的临床试验。截至目前，第一位受试者已经接受了植入手术，术后恢复状况良好，并且该受试者可以用运动意图在计算机屏幕上控制光标的移动和玩游戏。

然而，科学家们对悬而未决的机体对植入电极的长期免疫排斥反应问题的担忧不无道理，因为最终 Neuralink 的产品还是要面对这样一个科学难题。既然免疫排斥反应的问题在科学上还无解，我们就看看 Neuralink 是不是有办法绕过这个问题，或者能够提供一个使用寿命为二至三年的植入电极的方案。在早期的上市产品中，包括植入式医疗器械，如心脏起搏器，产品的性能并不是十全十美的，基于用户和医生的反馈，经过多轮的技术改进、更新，一款产品才会变得越来越成熟，这种现象是非常常见的。或许，这也是消费级定位的 Neuralink 的产品迭代升级方案。对于这一切，我们只能拭目以待。

18.1.4 Neuralink 名字的故事

2015 年，凯斯西储大学的 Pedram Mohseni 教授和堪萨斯大学的 Rudolph J. Nudo 教授成立了一家名为 Neuralink 的公司，用于开发一种治疗大脑创伤的医疗器件。然而，他们无法募集到投资来支持他们的创业计划。在 2016 年，一位匿名人士在网络上联系他们，愿意出资 6000 美元购买他们的 Neuralink.com 域名和相应的注册商标。在创业开局时一筹莫展的 Mohseni 和 Nudo 欣然接受了，后来他们才知道这位买主就是 Elon Musk。

从成立之初到 2020 年，Neuralink 的总部一直与另一家 Musk 参与创建的叫作 OpenAI 的初创公司共享位于旧金山市区 Mission District 的 Pioneer Building，如图 18-2 所示。2022 年，Neuralink 的总部搬到现在的位于加州弗里蒙特市的位置，这个地方偏僻而开阔，方便开展器件加工和动物实验。然而，在谷歌地图上，Neuralink 在加州弗里蒙特市的总部名称被标记成"Nueralink"，这是因为"Neuralink"的名字被当地一个神经科诊所给先注册了。估计这家诊所的老板一直不愿意将这个名字转让给 Musk，才导致了这一僵局。

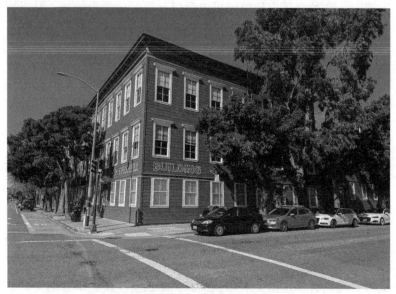

图 18-2 位于加州旧金山市区 Mission District 的 Neuralink 和 OpenAI 曾经共用的总部大楼

18.2　Synchron

近些年，在侵入式脑机接口创业领域突然冒出来一匹黑马，这就是 2016 年成立于澳大利亚、现在搬到美国纽约的 Synchron 公司。这家公司受到微软创始人比尔·盖茨和亚马逊创始人杰夫·贝佐斯的投资。据称，Musk 也试图进行投资，但被拒绝。Synchron于 2021 年在纽约成功地进行了美国第一例人体试验，展示了他们用运动意图来控制计算机光标进行打字和发电子邮件的脑机接口技术，并计划于近期在纳斯达克上市。

Synchron 之所以发展得如此迅猛并受到多方青睐，是因为其称为 Stentrode 的独特神经电极设计和植入方式。Stentrode 借助临床上已经很成熟的血管支架技术，巧妙地将神经电极设计到血管支架上。这种血管支架电极可以通过导管经由颈静脉植入贴近感觉运动皮层的上矢状窦位置的静脉血管内，并连接到位于胸部皮下的电子单元，再由这个电子单元通过无线方式与外部设备通信，用于个人计算机的控制。整个过程不需要开颅手术。另外，静脉血管支架在血管里经受的免疫排斥反应比较微弱，大量的临床应用支持其长期植入使用。

2023 年 1 月，Synchron 在 *JAMA Neurology* 杂志上发表了他们在 2019 年 5 月到 2022 年 1 月之间，在澳大利亚进行的关于 Stentrode 脑机接口临床安全性和可行性的单中心、前瞻性、首次人体应用研究的实验结果。共有 4 位肌萎缩侧索硬化（ALS）和1 位原发性侧索硬化症患者参与为期 12 个月的跟踪研究，这 5 位受试者均具有严重的上肢瘫痪症状。最后有 4 位受试者的实验数据被用来进行进一步分析，这四位均是男性，平均年龄 61 岁。此次试验结果表明，Stentrode 可以在脑静脉内安全、有效地工作至少一年，且没有与植入器件相关的严重不良事件、血管闭塞或装置移位等问题，采集到的神经信号在一年内保持稳定，该脑机接口系统可以识别出至少 5 种不同的运动意图指令，每位受试者都可以通过该系统控制计算机进行打字、收发电子邮件、使用网上银行和购物，以及表达护理需求。该研究最后指出，Stentrode 脑机接口良好的安全性能将有助于对该技术进行广泛、快速的应用推广。

Stentrode 记录到的是大脑静脉血管内的 ECoG。由于血管分布的局限，Stentrode 的植入位置也受到了限制；此外，由于血管距离目标神经元群落的距离较远，因而 Stentrode 采集到的信号所含的大脑意图信息量较低，导致基于 Stentrode 的脑机接口系统的功能复杂度受到限制。然而，无论如何，得益于其所依赖的在临床上已经非常成熟的微创血管支架及其植入技术，Synchron 是目前距离临床商业化最近的侵入式脑机接口公司。

18.3　其他侵入式脑机接口方案

非常值得一提的另外一种脑机接口方案，便是我们在第 15 章介绍的、由加州大学旧金山分校 Edward F. Chang 教授的团队开发的基于 ECoG 的语言通信脑机接口。这种脑机接口方案也是除上述 Synchron 的 Stentrode 方案以外，最有希望进入临床商业化的侵入式脑机接口方案，这是因为：1）由于 ECoG 的柔性薄膜电极被置于大脑的皮层表面，对大脑组织没有手术创伤，从而在很大程度上降低了机体对电极的免疫排斥反应；2）Chang 教授团队的研究表明，这样的大面积、高密度 ECoG 脑机接口，不但可以实现丰富的功能，而且可以实现薄膜电极与皮层表面长时间的稳定物理接触，从而可以在大时间跨度上获得稳定一致的 ECoG 信号，使得开发长期稳定的功能算法成为可能；3）ECoG 的薄膜微电极可以通过在颅骨上开一个小缝的微创手术，将卷曲的柔性薄膜伸进颅骨和皮层之间，然后再释放展开，这样可以将外科手术的创伤和风险减小到最低；4）在 ChatGPT 这一类的人工智能出现以后，语言通信脑机接口便可以接入 ChatGPT，用于通过语言来进行外设控制，从而可以极大地扩展语言通信脑机接口的应用场景。随着临床试验的进展，我相信他们也会将自己技术的商业化提上日程。

同时，另外一个基于 ECoG 的脑机接口公司 Precision Neuroscience 最近也获得了可观的融资，并在得克萨斯州达拉斯市收购了一家工厂，用于开发、生产他们基于高密度 Polyimide ECoG 电极的脑机接口技术，然而，这一公司的研发还处于比较早期的阶段。

第五部分：未来会怎样

（现今 ~2050 年）

"未来属于那些相信自己梦想之美的人。"

——埃莉诺·罗斯福

分析脑机接口技术商业化所面临的研发、生产、市场、监管以及社会伦理考量。

第**19**章
未来几十年需要攻克的 脑机接口技术障碍

有人乐观地估计，侵入式脑机接口的商业化再有五到十年就可以实现。我个人觉得，对于前一章中提到的、可以有效规避机体对植入电极的免疫排斥反应的 Synchron 的基于 Stentrode 的脑机接口，以及 Edward F. Chang 教授的基于 ECoG 的语言通信脑机接口，也许会有这样的商业化速度。尽管这两类技术在早期商业化时，在功能和电极寿命方面还无法达到完美、完善的程度，但实现可以连续使用二到三年的植入系统，应该是可以达到的目标。

然而，对于植入大脑皮层的穿透式电极，无论是传统的硬质犹他电极，还是 Neuralink 的柔性微丝电极，在面对免疫排斥反应这一障碍时，都不容乐观。虽然基于这类皮层穿透式电极的脑机接口在功能上具有很吸引人的优势，但要实现商业化的产品，学术界和工业界仍然需要二十几年时间的科研和研发努力。

19.1 恼人的免疫排斥反应

在脑机接口的有效寿命方面，对于植入皮层微电极的免疫排斥反应这一问题，也许根本无解。它不仅存在于脑机接口这一细分技术领域，也存在于任何植入式的医疗器械领域。只不过，免疫排斥反应引起的绝缘性纤维组织对电极的包裹，会直接造成电极电压传感功能的下降直至最终丧失。所以，基于神经电极电压传感功能的脑机接口技术，对免疫排斥反应更加敏感。

我个人认为，突破这一商业化技术障碍的希望，不在于真正解决或消除免疫排斥反应这一问题，而在于用巧妙的技术方案绕过这一问题，正如 Stentrode 和 ECoG 神经接口那样。我们之所以在侵入式脑机接口的应用中遇到这一棘手问题，是因为我们将神经电极插入皮层组织而人为造成的。既然这一问题是人为造成的，那么就应该从另外的角度来重新审视这一人造问题和应对的解决方案。

19.2　电极阵列通道数量的大幅提升

在脑机接口的功能方面，通过提高信号采集电极的密度和数量来提升从大脑内获取的信息量，进而可以丰富和提高脑机接口能够实现的功能。然而，在免疫排斥反应还未得到有效解决之前，单纯地增加电极阵列的通道数量和密度，只会使免疫排斥反应恶化。使用大量的高密度电极还有其自身的诸多挑战，包括植入难度和植入后对脑组织的空间排挤、植入部件的尺寸能否做得足够小、功耗和发热能否限制在生物安全范围内、高通量信号能否实现无线传输等具体工程技术问题。再者，由于与特定控制意图相关的大脑信号通常分布于多个不同位置的脑区，为了得到更丰富、更精确的控制信息，需要进行跨范围的多脑区记录。通常做法是在不同的区域使用多个高密度电极同时记录，这种方案增加了手术的难度、植入部件的设计难度，以及植入后部件对脑组织的潜在损伤，但仍然属于可以解决的工程问题。

目前的保守估计是，要有效实现一个较复杂的脑机接口功能，需要至少 1000 个以上的颅内电极。Neuralink 和 Paradromics 的电子器件技术都已经实现了一万个以上的电极通道，只是这样的电极系统是否适合长期植入，还有待考证。

19.3　产品的量产和标准化

侵入式脑机接口拥有刚性的临床应用需求，能够提供较好的用户功能和体验，将是一个非常有前景的市场。在脑机接口的商业化方面，一个较少被提及却至关重要的方面是产品设计和加工的量产。在这一方面表现最突出的便是 Neuralink，它在产品方案之初，就不仅强调电极和电子器件设计研发面向消费级的考虑，更是开发了配备的手术机器人，用于高效、廉价地植入电极和前端微电子设备。这一产品思维方式，在以 IT 和消费电子为主的硅谷司空见惯，对于侵入式脑机接口领域却是震撼的。因为此前一直以来，侵入式脑机接口技术都是针对重度瘫痪病人而构想和设计的，这样的技术方案市场很狭小，而且由于每个病人病症的特异性，从产品设计到手术方案，常常需要进行个性化定制。这就导致整个产品在到达终端用户时耗时长、成本高，因而无法实现商业上的大幅盈利。Neuralink 的策略提醒大家，要将产品的量产和标准化在产品方案的一开始就摆在统领的位置。在商言商，这一方面必须引起足够的重视。

19.4　其他问题

由于侵入式脑机接口产品属于第三类首创医疗器械，是深度监管的商业领域。因此，产品的研发和试验必须依照和紧跟监管部门的相关法规要求。另一方面，由于这是一类新的医疗器械产品，尚没有完备的监管规则和产品标准与之相对应，这就要求从业企业要跟法规和标准制定部门合作，甚至主动参与推动规范的制定和设立。

最后，这一领域想在产业界有大的突破，需要突破临床应用场景的限制，开发出面向普通消费者的大众消费品，通过规模化量产和标准化机器人植入，提高销量、降低产品和使用成本，从而创造利润。这一目标也正是 Neuralink 的愿景：通过微创手术将接受者的恢复期目标定为两小时，使用机器人进行标准化的快速植入，不用进医院、不用住院，最小化手术创伤和单品成本，最大化利润。

第**20**章

脑机接口的社会伦理问题

侵入式脑机接口技术的迅猛进步，正在带领我们进入一个科幻小说般的时代，在这个时代，高性能的人机混合体不再是纯粹的科学幻想。由于这种技术对人和社会存在巨大的潜在影响，这一科技领域的发展必须与伦理准则和法律规则的发展紧密相连。虽然侵入式脑机接口领域在现阶段和未来 10 年内，仍然处于以技术开发为主的阶段，其技术和产品对人类社会生活能够产生的影响仍然非常有限，但在这样的技术和商业化发展初期，我们也应当及早地考虑相关的社会伦理问题。

在这方面，可能西方的某些观点有夸大其词、博取眼球的嫌疑，但人类对于新技术的这些猜疑和恐惧，也是值得认真分析和关注的。我们在熟悉新技术发展规律的前提下，不要人云亦云、杞人忧天，而应该保持清醒的头脑，正确认识和看待新技术，为脑机接口这一新技术的起步和发展，构建出有利的社会伦理和法规环境。下面我们从三个方面来讨论脑机接口这一新兴技术所需的社会伦理方面的考量。

20.1　FDA 的监管和支持

在医疗产品的市场监管方面，美国 FDA 的政策和审批一直是各国参考和效仿的重要标准。FDA 在植入式医疗产品方面的审批一直以来都是最严格的，这导致很多医疗器械公司会先在欧洲开展临床试验和推出产品，经过几年的临床使用验证后，才会进一步向 FDA 申请进入美国市场的审批。但在侵入式脑机接口领域，一个明显的现象就是，迄今为止，几乎所有的人体试验都是在美国进行的。比如，Synchron 本来是一家成立于澳大利亚的公司，但后来总部迁到了纽约，并且在纽约进行了早期的一例人体试验。这一案例显示了美国对于这一重要新兴技术在政策上的鼓励和支持。

从各方的信息渠道来看，在侵入式脑机接口的监管和支持政策方面，中国也在积极推进，学术界和产业界积极合作，共同探讨政策的适配和制定。在这一涉及人体植入的前沿技术领域，技术本身要突破，首先必须是监管和支持政策的突破。

20.2　技术安全问题

当在 2000 年前后侵入式脑机接口技术应用到人体以后，在美国关于这一新兴技术会带来的社会安全问题的讨论也达到了高潮。2016 年，Neuralink 成立后借助 Musk 的个人知名度大肆炒作，更是把这方面安全问题的重要性和迫切性进一步放大。虽然就目前脑机接口技术的发展本身而言，科研人员还都在为如何突破技术本身的几个关键瓶颈而苦恼，来自非科研人士的多数担心都是没有依据的杞人忧天，但在现阶段就开始考虑和布局相关的社会安全方面，也是利大于弊的。

从技术的安全方面考虑，主要是担心：1）个人的大脑数据隐私遭泄露和不良使用；2）使用大脑功能调控或增强的人的行为和决策的法律后果到底由谁来承担？3）其他人可以通过大脑调控机制，影响或改变一个人的自然认知、情感或决定。在这三点上，都涉及一定的法律责任问题，而现行的法律法规在这方面还是空白。例如，一个人使用能够影响他自己认知和情感的脑机接口做出了违法行为，这个后果由谁来承担？是脑机接口使用者本人，还是提供技术的脑机接口公司？

20.3　社会公平问题

另一个重要的社会伦理考量就是，当侵入式脑机接口产品成为大众消费品、能够显著提升健康人的某种智力或非智力能力的时候，随之而来的社会公平竞争问题。侵入式脑机接口产品在早期应该是比较昂贵的，而且性能越高的产品其价格会越贵，这就会导致使用更高性能脑机接口产品的人比未使用同样产品的竞争者获得更高的外来能力，造成人为外加技术能力在竞争中的差异。并且，如果某一个国家的人普遍使用功能强大的人体增强脑机接口产品，而其他国家的人们无法获得同类产品，国家之间的技术和能力的差异就会被这种技术产品进一步拉大。

虽然可用于人体增强的侵入式脑机接口产品还很遥远，但至少这是像 Neuralink 这样的公司的奋斗愿景，因此关于这类产品未来会在社会公平竞争方面产生的影响，并不是空穴来风。相信随着这种技术可能性在科研上被验证，相关的法律法规也会被推动起来。

20.4　需要考虑的监管方面

首先是什么样的脑机接口技术可以被什么样的人使用。用于治疗或弥补某种神经性疾病造成的原生功能丧失或障碍的脑机接口，显然是应当被允许在相应的病人身上使用的。同一脑机接口平台还有可能搭载超出人类自然能力本身的功能，比如说能够恢复正常视觉的治疗型人工视网膜技术自然可以被允许用于盲人，但在这一技术平台上加载增强型的夜视或 X 光视觉功能则应视情况进行严格监管。另外，对于只提供增强型的夜视或 X 光视觉功能的脑机接口，也可以允许从事特殊职业的人在特定的环境中使用，比如战士在战场上。

其次是数据隐私问题。无论是治疗型还是增强型脑机接口，都要保证使用者的大脑意图数据仅为使用者本人及其授权人可见。试想，如果一个人每时每刻的所思所想都能被他人看到，那将是多么尴尬和不舒服的事情。并且由于承载使用者的意图的电信号被电子设备记录、传输和存储，使得这种对技术安全性的保障需求变得更加迫切。

第三，由于有些脑机接口技术能够直接影响和控制使用者的意识和情感，对于在非允许情况下的这种大脑干涉，一定要严加防范和管制。

第四，当某种增强型脑机接口技术能够利用 AI 为人脑提供信息处理和分析判断时，使用者的行为和决策的后果由谁来承担需要有明确的法律界定。通常，人们使用不能独立思考的工具做出的行为和决策，后果自然由使用者本人承担，比如驾驶普通的汽车造成了交通事故。但如果这种工具本身具有了一定的思考和自主能力，那么使用它造成的后果则不容易界定责任，比如驾驶具有自动驾驶功能的汽车造成的交通事故。由于增强型脑机接口技术的一个愿景就是将 AI 与大脑融合，所以在这样的人机混合系统中，人应当具有怎样的自主权将是系统算法规则设计的一个关键问题；同时，相应的法律责任界定也是一个难点。如果把这种通过 AI 增强的混合人看作一个独立的个体，那么他的行为后果自然由他来承担；但如果将这个混合体中的自然人和 AI 系统区分看待，即在这个混合体中有两个不同的意识，那么这个问题就变得复杂了——这已经不是"人使用工具"这么简单了，因为同时也有"工具使用人"的成分。这同时也涉及对新型人类的定义及人的个性和个人身份的问题。

第五是人们使用增强型脑机接口的公平性问题。当这种脑机接口技术成为大众消费品后，应当建立监管政策，使得人们能够在自愿的情况下公平获得使用权来提升自身能力，而不应该以个人能否支付产品价格作为能否使用的前提条件。另外，是否应当允许个别人使用超出平均能力的产品则需要进一步探讨。

第六，在现阶段的发展早期，首先需要解决的是研究伦理问题，包括在人体上进行试验的人体安全性、试验参与者的特征性、在不良事件发生时的可逆转性、受试者的知情同意权、对初步研究结果的有限访问性，以及对使用脑机接口可能造成的大脑和性格变化的应对方案。

总之，鉴于人类具有不断追求开发和利用工具来增强自身能力的特质，对于脑机接口这种具有颠覆性潜力的技术，显然是不应禁止的。而应该在布局这一新兴领域时，及时出台相应的政策法规，扶持其朝造福人类的方向健康发展，并对其进行严格监管。尤其是针对增强型脑机接口技术，需要在有益的应用与可能的滥用或意外后果的风险之间取得平衡。对于这一技术的监管必须与技术本身一同发展，确保我们在科技上取得进步的同时也能够保留作为人类的本质。

当前，国内脑机接口发展的政策和技术均未成熟，从基础科研、产品研发生产到临床试验审批，直至最终上市，每一步都非常艰难，而且特别需要开创性的勇气。好在各方都在积极地合作、努力，一起将这一事业向前推进。2021 年 7 月，中国电子技术标准化研究院牵头与主要高校和科研院所共同发布了本领域首部标准化白皮书《脑机接口标准化白皮书（2021 版）》。2023 年 5 月 29日，脑机接口创新发展论坛在北京举办，论坛发布了《脑机接口伦理原则和治理建议书》等成果，这是中国第一部面向脑机接口领域的伦理原则和治理建议书。这些初步成果的取得，为脑机接口技术在国内进一步的健康发展开了一个好头。

参考资料

第 2 章　生物电信号的发现

[1] Developmental bioelectricity, 参考 Wikipedia.

[2] Galvanism, 参考 Wikipedia.

[3] 参考 Wikimedia: Galvani_frog_legs_experiment_setup.png. The author died in 1798, so this work is in the public domain in its country of origin and other countries and areas where the copyright term is the author's life plus 100 years or fewer.

第 3 章　脑电信号的发现及脑电图

[4] Electroencephalography, 参考 Wikipedia.

[5] 参考 Wikimedia: 1st-eeg.png. This work is ineligible for copyright and therefore in the public domain because it consists entirely of information that is common property and contains no original authorship.

[6] Haas L. F., "Hans Berger (1873-1941), Richard Caton (1842-1926), and electroencephalography", Journal of Neurology, Neurosurgery, and Psychiatry, 74(1): 9, 2003.

[7] 参考 Planning Relax: This dataset is licensed under a Creative Commons Attribution 4.0 International (CC BY 4.0) license.

第 4 章　技术时代的大背景

[8] Information theory, 参考 Wikipedia.

[9] Gertner J., The idea factory: Bell Labs and the great age of American innovation, Penguin Books, 2012.

[10] Transistor, 参考 Wikipedia.

[11] Computer, 参考 Wikipedia.

[12] Personal computer, 参考 Wikipedia.

[13] Star Wars, 参考 Wikipedia.

第 5 章　脑机接口概念应运而生

[14] Brain-computer interface, 参考 Wikipedia.

[15] Nirenberg L. M., Hanley J., and Stear E. B., A new approach to prosthetic control: EEG motor signal tracking with an adaptively designed phase-locked loop, IEEE Transactions on Biomedical Engineering, BME-18(6): 389-398, 1971.

[16] Vidal J. J., Toward direct brain-computer communication, Annual Review of Biophysics and Bioengineering, 2: 157-180, 1973.

[17] Vidal J. J., Real-time detection of brain events in EEG, Proceedings of the IEEE, 65(5): 633-641, 1977.

[18] Bozinovski S., Sestakov M., and Bozinovska L., Using EEG alpha rhythm to control a mobile robot, Proc. IEEE Annual Conference of Medical and Biological Society, 1515-1516, 1988.

第 6 章 基于 EEG 的非侵入式脑机接口

[19] Electroencephalography, 参考 Wikipedia.

[20] Brain-computer interface, 参考 Wikipedia.

[21] P300 (neuroscience), 参考 Wikipedia.

[22] Event-related potential, 参考 Wikipedia.

[23] Rouleau N. and Murugan N. J., Self-similarity and spatial periodicity in cerebral cortical patterning: structural design notes for neural tissue architects, Anatomia, 2(3): 222-231, 2023. This article is an open access article distributed under the terms and conditions of the Creative Commons Attribution (CC BY) license.

[24] Wolpaw J. R., McFarland D. J., Neat G. W., and Forneris C. A., An EEG-based brain-computer interface for cursor control, Electroencephalography and Clinical Neurophysiology, 78(3): 252-259, 1991.

[25] Abiril R., Borhani S., Sellers E. W., Jiang Y., and Zhao X., A comprehensive review of EEG-based brain-computer interface paradigms, Journal of Neural Engineering, 16, 011001, 2019.

[26] LaFleur K., et al., Quadcopter control in three-dimensional space using a noninvasive motor imagery-based brain-computer interface, Journal of Neural Engineering, 10, 046003, 2013.

[27] Wang Y., Gao X., Hong B., Jia C., and Gao S., Brain-computer interfaces

based on visual evoked potentials, IEEE Engineering in Medicine and Biology Magazine, 27(5): 64-71, 2008.

[28] Cheng M., Gao X., Gao S., and Xu D., Design and implementation of a brain-computer interface with high transfer rates, IEEE Transactions on Biomedical Engineering, 49(10): 1181-1186, 2002.

[29] 参考 Wikipedia. The copyright holder of this work releases this work into the public domain. This applies worldwide. He grants anyone the right to use this work for any purpose, without any conditions, unless such conditions are required by law.

[30] Chen X., et al., High-speed spelling with a noninvasive brain-computer interface, Proc. Natl Acad. Sci.,112 (44): E6058-E6067, 2015.

[31] Farwell L. A. and Donchin E., Talking off the top of your head: toward a mental prosthesis utilizing event-related brain potentials, Electroencephalography and Clinical Neurophysiology, 70(6): 510-523, 1988.

第 7 章　颅内神经元记录

[32] Nirenberg L. M., Hanley J., and Stear E. B., A new approach to prosthetic control: EEG motor signal tracking with an adaptively designed phase-locked loop, IEEE Transactions on Biomedical Engineering, BME-18(6): 389-398, 1971.

[33] Brain-computer interface, 参考 Wikipedia.

[34] Fetz E. E., Operant conditioning of cortical unit activity, Science, 163 (3870): 955-958, 1969.

[35] Schmidt E. M., McIntosh J. S., Durelli L., and Bak M. J., Fine control of operantly conditioned firing patterns of cortical neurons, Experimental Neurology,

61(2): 349-369, 1978.

[36] Georgopoulos A. P., Lurito J. T., Petrides M., Schwartz A. B., and Massey J. T., Mental rotation of the neuronal population vector, Science, 243(4888): 234-236, 1989.

[37] Guo L., Perspectives on electrical neural recording: a revisit to the fundamental concepts, Journal of Neural Engineering, 17(1): 013001, 2020.

[38] Guo L., Principles of functional neural mapping using an intracortical ultra-density microelectrode array (Ultra-density MEA), Journal of Neural Engineering, 17: 036018, 2020.

[39] Guo L., Meacham K.W., Hochman S., and DeWeerth S. P., A PDMS-based conical-well microelectrode array for surface stimulation and recording of neural tissues, IEEE Transactions on Biomedical Engineering, 57(10): 2485-2494, 2010.

[40] Cheung K. C., Implantable microscale neural interfaces, Biomedical Microdevices, 9: 923-938, 2007.

[41] Szostak K. M., Grand L., and Constandinou T. G., Neural interfaces for intracortical recording: requirements, fabrication methods, and characteristics, Frontiers in Neuroscience, 11: 665, 2017.

[42] Wise K. D., Angell J. B., and Starr A., An integrated circuit approach to extracellular microelectrodes, IEEE Transactions on Biomedical Engineering, BME-17(3): 238-247, 1970.

[43] Wise K. D. and Angell J. B., A low-capacitance multielectrode probe for neurophysiology, IEEE Transactions on Biomedical Engineering, BME-22(3): 212-219, 1975.

[44] Normann R. A., Campbell P.K., and Li W. P., Silicon based

microstructures suitable for intracortical electrical stimulation (visual prosthesis application), Proceedings of the Annual International Conference of the IEEE Engineering in Medicine and Biology Society, 1988.

[45] Normann R. A., Campbell P. K., and Jones K. E., A silicon based electrode array for intracortical stimulation: structural and electrical properties, Proceedings of the Annual International Engineering in Medicine and Biology Society, 1989.

[46] Campbell P. K., Normann R. A., Horch K. W., and Stensaas S. S., A chronic intracortical electrode array: preliminary results, Journal of Biomedical Materials Research, 23: 245-59, 1989.

[47] Campbell P. K., Jones K. E., and Normann R. A., A 100 electrode intracortical array: structural variability, Biomedical Sciences Instrumentation, 26: 161-5, 1990.

[48] Campbell P. K., Jones K. E., Huber R. J., Horch K. W., and Normann R. A., A silicon-based, three-dimensional neural interface: manufacturing processes for an intracortical electrode array, IEEE Transactions on Biomedical Engineering, 38(8): 758-768, 1991.

[49] Jones K. E., Campbell P. K., and Normann R. A., A glass/silicon composite intracortical electrode array, Annals of Biomedical Engineering, 20: 423-437, 1992.

[50] Shandhi M. M. H., et al., A novel method of fabricating high channel density neural array for large neuronal mapping, 18th International Conference on Solid-State Sensors, Actuators and Microsystems (TRANSDUCERS), June 2015.

[51] Cyberkinetics, 参考 Wikipedia.

第 8 章　侵入式运动脑机接口

[52] Brain-computer interface, 参考 Wikipedia.

[53] Motor cortex, 参考 Wikipedia.

[54] Functional specialization (brain), 参考 Wikipedia.

[55] Kennedy P. R., The cone electrode: a long-term electrode that records from neurites grown onto its recording surface, Journal of Neuroscience Methods, 29(3): 181-193, 1989.

[56] Bartels J., et al., Neurotrophic electrode: Method of assembly and implantation into human motor speech cortex. Journal of Neuroscience Methods, 174: 168-176, 2008.

[57] Kennedy P. R., Bakay R. A. E., Moore M. M., Adams K., and Goldwaithe J., Direct control of a computer from the human central nervous system, IEEE Transactions on Rehabilitation Engineering, 8(2): 198-202, 2000.

[58] Kennedy P. R., Kirby M. T., Moore M. M., King B., and Mallory A., Computer control using human intracortical local field potentials, IEEE Transactions on Neural Systems and Rehabilitation Engineering, 12(3): 339-344, 2004.

[59] The neurologist who hacked his brain—and almost lost his mind, 参考 Wired 网站.

[60] Guenther, et al., A wireless brain-machine interface for realtime speech synthesis, PLoS ONE, 4(12): e8218, 2009.

第 9 章　运动想象或意图是否可以用来控制机械手臂

[61] Brain-computer interface, 参考 Wikipedia.

[62] Wessberg J., et al., Real-time prediction of hand trajectory by ensembles of cortical neurons in primates, Nature, 408(6810): 361-365, 2000.

[63] Serruya M. D., Hatsopoulos N. G., Paninski L., Fellows M. R., and Donoghue J. P., Instant neural control of a movement signal, Nature, 416 (6877): 141-142, 2002.

[64] Taylor D. M., Tillery S. I., and Schwartz A. B., Direct cortical control of 3D neuroprosthetic devices, Science, 296 (5574): 1829-1832, 2002.

[65] Hochberg L. R., et al., Neuronal ensemble control of prosthetic devices by a human with tetraplegia, Nature, 442: 164-171, 2006.

[66] Santhanam G., Ryu S. I., Yu B. M., Afshar A., and Shenoy K. V., A high-performance brain-computer interface, Nature, 442: 195-198, 2006.

[67] Velliste M., Perel S., Spalding M. C., Whitford A. S., and Schwartz A. B., Cortical control of a prosthetic arm for self-feeding, Nature, 453: 1098-1101, 2008.

[68] Hochberg L. R., et al., Reach and grasp by people with tetraplegia using a neurally controlled robotic arm, Nature, 485: 372-375, 2012.

[69] Collinger J. L., et al., High-performance neuroprosthetic control by an individual with tetraplegia, Lancet, 381(9866): 557-564, 2013.

[70] Aflalo T., et al., Decoding motor imagery from the posterior parietal cortex of a tetraplegic human, Science, 348(6237): 906-910, 2015.

第 10 章　商业化的冲动：Cyberkinetics

[71] Cyberkinetics, 参考 Wikipedia.

[72] 参考 Wikipedia: BrainGate.jpg. This work has been released into the public domain by its author, PaulWicks at English Wikipedia. This applies worldwide.

PaulWicks grants anyone the right to use this work for any purpose, without any conditions, unless such conditions are required by law.

第 11 章　植入电极是否会改变周围脑组织的结构和功能

[73] Kipke D. R., et al., Advanced neurotechnologies for chronic neural interfaces: new horizons and clinical opportunities, Journal of Neuroscience, 28(46): 11830-11838, 2008.

Anyone may reprint original JNeurosci material without requesting permission. A full journal reference and link to the version of record, where appropriate, must be included. For content published before 2010, a copyright statement ("Copyright [year] Society for Neuroscience") should be included.

[74] Schwartz A. B., Cui X. T., Weber D. J., and Moran D. W., Brain-controlled interfaces-movement restoration with neural prosthetics, Neuron, 52:205-220, 2006.

[75] Potter K. A., et al., Stab injury and device implantation within the brain results in inversely multiphasic neuroinflammatory and neurodegenerative responses, Journal of Neural Engineering, 9(4): 046020, 2012.

[76] Jorfi M., Skousen J. L., Weder C., and Capadona J. R., Progress towards biocompatible intracortical microelectrodes for neural interfacing applications, Journal of Neural Engineering, 12: 011001, 2015.

[77] Colachis S. C. IV, et al., Long-term intracortical microelectrode array performance in a human: a 5 year retrospective analysis, Journal of Neural Engineering, 18: 0460d7, 2021.

[78] Rousche P. J. and Normann R. A., Chronic recording capability of the

Utah Intracortical Electrode Array in cat sensory cortex, Journal of Neuroscience Methods, 82(1): 1-15, 1998.

[79] Woeppel K., et al., Explant analysis of Utah electrode arrays implanted in human cortex for brain-computer-interfaces, Frontiers in Bioengineering and Biotechnology, 9, Article 759711, 2021.

第 12 章　侵入式脑机接口功能的进一步提升

[80] Functional electrical stimulation, 参考 Wikipedia.

[81] Bouton C. E., et al., Restoring cortical control of functional movement in a human with quadriplegia, Nature, 533: 247-250, 2016.

[82] A front-row seat to solving what matters most, 参考 Ian Burkhart 的博客.

[83] Ajiboye A. B., et al., Restoration of reaching and grasping movements through brain-controlled muscle stimulation in a person with tetraplegia: a proof-of-concept demonstration, Lancet, 389(10081):1821-1830, 2017.

[84] O'Doherty J. E., et al., Active tactile exploration using a brain-machine-brain interface, Nature, 479(7372): 228-231, 2011.

[85] Ganzer P. D., et al., Restoring the sense of touch using a sensorimotor demultiplexing neural interface, Cell, 181(4):763-773.e12, 2020.

[86] World first: man controls two powered prosthetic arms with his mind, 参考 Popular Science 网站.

[87] Watch a man eat cake with mind-controlled robot arms, 参考 Futurity 网站.

第 13 章　柔性微电极阵列

[88] Jorfi M., Skousen J. L., Weder C., and Capadona J. R., Progress towards biocompatible intracortical microelectrodes for neural interfacing applications, Journal of Neural Engineering, 12: 011001, 2015.

[89] Maghribi M., Hamilton J., Polla D., Rose K., Wilson T., and Krulevitch P., Stretchable micro-electrode array [for retinal prosthesis], Proceedings of 2nd Annual International IEEE-EMBS Special Topic Conference on Microtechnologies in Medicine & Biology, 80-83, 2002.

[90] Guo L., Guvanasen G. S., Liu X., Tuthill C., Nichols T. R., and DeWeerth S. P., A PDMS-based integrated stretchable microelectrode array (isMEA) for neural and muscular surface interfacing, IEEE Transactions on Biomedical Circuits and Systems, 7(1): 1-10, 2013.

[91] Meacham K.W., Giuly R.J., Guo L., Hochman S., and DeWeerth S. P., A lithographically-patterned, elastic multielectrode array for surface stimulation of the spinal cord, Biomedical Microdevices, 10(2): 259-269, 2008.

[92] Electronic skin: architecture and components, Physica E: Low-dimensional Systems and Nanostructures, 25(2-3): 326-334, 2004.

[93] Lacour S. P., Tsay C., Wagner S., Yu Z., and Morrison B., Stretchable micro-electrode arrays for dynamic neuronal recording of in vitro mechanically injured brain, Proc. 4th IEEE Conf. Sens., 617-620, 2005.

[94] Capadona J. R., Shanmuganathan K., Tyler D. J., Rowan S. J., and Weder C., Stimuli-responsive polymer nanocomposites inspired by the sea cucumber dermis, Science, 319:1370, 2008.

[95] McClain M. A., et al., Highly-compliant, microcable neuroelectrodes fabricated from thin-film gold and PDMS, Biomedical Microdevices, 13(2):361-73, 2011.

[96] Wei X., et al., Nanofabricated ultraflexible electrode arrays for high-density intracortical recording, Advanced Science, 5, 1700625, 2018.

[97] Musk E. and Neuralink, An integrated brain-machine interface platform with thousands of channels, Journal of Medical Internet Research21(10): e16194, 2019.

[98] Zhao Z., et al., Ultraflexible electrode arrays for months-long high-density electrophysiological mapping of thousands of neurons in rodents, Nature Biomedical Engineering, 7: 520-532, 2023.

第14章　恢复高位截瘫病人的肢体运动

[99] Meacham K. W., Guo L., DeWeerth S. P., and Hochman S., Selective stimulation of the spinal cord surface using a stretchable microelectrode array, Frontiers in Neuroengineering, 4: 5, 2011.

[100] Guo L., Guvanasen G. S., Liu X., Tuthill C., Nichols T. R., and DeWeerth S. P., A PDMS-based integrated stretchable microelectrode array (isMEA) for neural and muscular surface interfacing, IEEE Transactions on Biomedical Circuits and Systems, 7(1): 1-10, 2013.

[101] Wenger N., et al., Spatiotemporal neuromodulation therapies engaging muscle synergies improve motor control after spinal cord injury, Nature Medicine, 22: 138-145, 2016.

[102] Harkema S., et al., Effect of epidural stimulation of the lumbosacral

spinal cord on voluntary movement, standing, and assisted stepping after motor complete paraplegia: a case study, Lancet, 377(9781): 1938-1947, 2011.

[103] Minev I. R., et al., Electronic dura mater for long-term multimodal neural interfaces, Science, 347(6218): 159-163, 2015.

[104] Wenger N., et al., Closed-loop neuromodulation of spinal sensorimotor circuits controls refined locomotion after complete spinal cord injury, Science Translational Medicine, 6(255): 255ra133, 2014.

[105] Capogrosso M., et al., A brain-spinal interface alleviating gait deficits after spinal cord injury in primates, Nature, 539(7628): 284-288, 2016.

[106] Wagner F. B., et al., Targeted neurotechnology restores walking in humans with spinal cord injury, Nature, 563: 65-71, 2018.

[107] Rowald A., et al., Activity-dependent spinal cord neuromodulation rapidly restores trunk and leg motor functions after complete paralysis, Nature Medicine, 28: 260-271, 2022.

[108] Lorach H., et al., Walking naturally after spinal cord injury using a brain-spine interface, Nature, 618: 126-133, 2023.

[109] Barra B., et al., Epidural electrical stimulation of the cervical dorsal roots restores voluntary upper limb control in paralyzed monkeys, Nature Neuroscience, 25: 924-934, 2022.

[110] Powell M. P., et al., Epidural stimulation of the cervical spinal cord for post-stroke upper-limb paresis, Nature Medicine, 29: 689-699, 2023.

[111] Feinstein Institutes researchers first to use double neural bypass to restore feeling, movement in man living with quadriplegia, 来自 Feinstein Institutes 官网.

第 15 章　语言通信脑机接口

[112] Leuthardt E. C., et al., A brain-computer interface using electrocorticographic signals in humans, Journal of Neural Engineering, 1:63, 2004.

[113] Schalk G., et al., Decoding two-dimensional movement trajectories using electrocorticographic signals in humans, Journal of Neural Engineering, 4: 264, 2007.

[114] Schalk G., et al., Two-dimensional movement control using electrocorticographic signals in humans, Journal of Neural Engineering, 5: 75, 2008.

[115] Kellis S., et al., Decoding spoken words using local field potentials recorded from the cortical surface, Journal of Neural Engineering, 7, 056007, 2010.

[116] Anumanchipalli G. K., Chartier J., and Chang E. F., Speech synthesis from neural decoding of spoken sentences, Nature, 568: 493-498, 2019.

[117] Moses D. A., et al., Neuroprosthesis for decoding speech in a paralyzed person with anarthria, New England Journal of Medicine, 385: 217-227, 2021.

[118] Metzger S. L., et al., A high-performance neuroprosthesis for speech decoding and avatar control, Nature, 620: 1037-1046, 2023.

[119] Duraivel S., et al., High-resolution neural recordings improve the accuracy of speech decoding, Nature Communications, 14, 6938, 2023.

[120] Willett F. R., et al., High-performance brain-to-text communication via handwriting, Nature, 593: 249-254, 2021.

[121] Willett F. R., et al., A high-performance speech neuroprosthesis, Nature, 620: 1031-1036, 2023.

[122] Churchland M. M. and Nuyujukian P., Krishna V. Shenoy (1968-2023), Nature Neuroscience, 26: 723-724, 2023.

第 16 章 感觉脑机接口：人工视网膜

[123] Weiland J. D., Liu W., and Humayun M. S., Retinal prosthesis, The Annual Review of Biomedical Engineering, 7: 361-401, 2005.

[124] The boston retinal implant project, 参考 Boston Retinal Implant Project 网站.

[125] Artificial retina, 参考 Science 网站.

[126] Mark S. Humayun, 参考 Wikipedia.

[127] FDA approves world's first artificial retina, 参考 ASRS 网站.

[128] FDA approves first retinal implant, 参考 Nature 官网.

[129] Retinal prostheses: progress and problems, 参考 AAO 官网.

第 17 章 为什么现今的脑机接口产品在市场上很有限

[130] 黄乐平，前沿科技 #1：脑机接口从科幻到现实，中金公司，2020.

[131] IGERT Integrative Graduate Education and Research Traineeship, 参考 IGERT 网站.

[132] Optogenetics, 参考 Wikipedia.

[133] The Brain Research through Advancing Innovative Neurotechnologies, 参考 BRAIN Initiative 网站.

[134] Stimulating Peripheral Activity to Relieve Conditions, 参考 NIH Common Fund 官网.

[135] Neuralink, 参考 Wikipedia.

第18章 新型电极赋能新的创业公司：Neuralink 和 Synchron

[136] Neuralink, 参考 Wikipedia.

[137] Musk E. and Neuralink, An integrated brain-machine interface platform with thousands of channels, Journal of Medical Internet Research, 21(10): e16194, 2019. This is an open-access article distributed under the terms of the Creative Commons Attribution License, which permits unrestricted use, distribution, and reproduction in any medium, provided the original work is properly cited and not altered.

[138] Blackrock Neurotech, 参考 Blackrock Neurotech 网站.

[139] Monkey MindPong, 参考 YouTube 官网.

[140] Neuralink: Elon Musk's brain chip firm wins US approval for human study, 参考 BBC 网站.

[141] Neuralink's first-in-human clinical trial is open for recruitment, 参考 Neuralink 官网.

[142] Meet the guys who sold "neuralink" to Elon Musk without even realizing it, 参考 MIT Technology Review 网站.

[143] Synchron, 参考 Synchron 官网.

[144] Oxley T. J., et al., Minimally invasive endovascular stent-electrode array for high-fidelity, chronic recordings of cortical neural activity, Nature Biotechnology, 34: 320-327, 2016.

[145] Oxley T. J., et al., Motor neuroprosthesis implanted with neurointerventional surgery improves capacity for activities of daily living tasks in severe paralysis: first in-human experience, Journal of NeuroInterventional Surgery,

13: 102-108, 2021.

[146] Mitchell P., et al., Assessment of safety of a fully implanted endovascular brain-computer interface for severe paralysis in 4 patients, JAMA Neurology, 80(3): 270-278, 2023.

[147] Precision Neuroscience, 参考 Precision 官网.

第 20 章　脑机接口的社会伦理问题

[148] Clausen J., Moving minds: Ethical aspects of neural motor prostheses, Biotechnology Journal, 3: 1493-1501, 2008.

[149] Bostrom N. and Sandberg A., Cognitive enhancement: methods, ethics, regulatory challenges, Science and Engineering Ethics, 15: 311-341, 2009.

[150] Berger F., et al., Ethical, legal and social aspects of brain-implants using nano-scale materials and techniques, Nanoethics, 2: 241-249, 2008.

[151] 脑机接口的监管现状，参考 YDCMDE 官网.

[152] 中国首部脑机接口领域伦理原则和治理建议书将发布，参考中国新闻网.

后　记

　　这本书的第一稿陆陆续续写了两个月，我把自己在这个领域多年来的积累和见解，系统、完善地梳理了一遍，其间，也补充了一些之前没有了解到的知识。总体感觉，脑机接口这个领域仍然是一个很新的领域，所能讲述的内容也是比较有限的。但对这一领域发展的来龙去脉有一个统领性的把握，对领域内从事科研和研发的专业人士、正在学习的学生，以及从事风险投资或政策制定的相关人士，都是颇有裨益的。这也是我构思这样一本书的初衷。

　　作为科研出身的人，虽然我也直接做过高科技产品的开发，但我更喜欢读书和写作时的那种沉浸式体验。无论是写书还是写论文，第一稿都是最难写的，脑子里装着很多杂乱无序的东西，写的时候需要好好梳理并记录，遇到不确定或记不清的，还要查资料确认，这个从一团乱麻到脉络清晰并呈现到文档里的过程，挺难熬的。而一旦越过这个门槛，剩余的写作过程就变得轻松顺畅了。

　　这是我的第三本书。第一本是我主编的一本关于神经接口的专业著作，我亲自写作的内容并不多，只是做了整本书内容结构的设计、章节写作的管理和审阅，以及出版统筹等琐事。虽然第一本书在网上的下载量很大，但作为主编，我知道将 20 多个写作团队拉拢到一起，并将他们分别写作的章节拼凑成书，这种书的最大问题就是语言风格的不统一和内容的不协调、不完整。

所以，后来我又独自撰写了一本教材，对于这本书我很满意。这本书的语言风格自始至终都是统一的，内容上也是前后衔接、严丝合缝的，写出了一个严谨、系统的知识体系。但这是一本专业教材，读者面窄，由于需要一定的专业背景知识，读起来也比较生硬。所以，我后来又想写一本通俗一些的科普书，几经辗转，现在终于把心头这根草给拔了。

现在这个出版的时机也很好，一方面，侵入式脑机接口和柔性神经电极在国内变成了科研和风投的热门方向；另一方面，国内在这方面的发展也就是近十年的事。借这个机会，我正好可以把之前 20 多年的所学、所见，向国内的朋友们做一个系统的汇报。

除了本书所呈现的相关知识和故事，还有很多东西无法写进书里。比如，2009 年我回国的时候，在清华大学生物医学工程系做了一个关于我的可拉伸柔性神经电极研究工作的汇报，当时几位老师的反馈是我做的这种工作太前沿、离实际应用太远、在国内申请不到科研经费。谁知时隔十四年我再回国的时候，国内各个主要大学和研究机构都在钻研可拉伸电子和柔性神经电极，即便对于技术难度要求很高的侵入式脑机接口技术，也有很多头部单位跃跃欲试。恍惚间，我仿佛错过了一场盛宴的开局。所以，对于这种科研方向的演化和发展，我有很多感想愿意和同行们交流。

再者，我是一个一次只能专注做一件事情的人，之前上班的时候，总是无法找到大段的时间，将本书的写作计划安插进去。这次利用职业转换的间隙，我在国内给自己放了一个长假，游山玩水的同时也把这本书给完成了，总算对得起这段"虚度"的时光了。

这本书的写作风格，偏向于美式的以个人经历为线索的叙述方式，可能跟国内大家习惯的一般不出现作者"影子"的写作风格差异较大。但我觉得以个人经历来讲解，讲述的内容更有趣味性、更生动，也更容易和读者沟通。当然，这种个人经历有一定的主观性和片面性。写科普书对于科研一线的工作者来说，其实是一件非常艰难的事情。我长期习惯于使用艰涩难懂的科技英语写论文和基金申请材料，要用通俗易懂的语言讲解一个前沿的高科技领域的历史，确非易事；在这方面，这本书也算是我实现了一个新的自我突破。另外，由于个人阅历、本书构思和篇幅的限制，对于该领域内不少重要的科技成果难免有疏漏，期望本书再版时一并添加和补充。希望广大读者积极提供有益反馈，并在这些方面多多体谅和包涵，我在这里一并谢过。